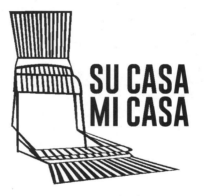

**SU CASA
MI CASA**

Mariana Bauermann

# SU CASA
# MI CASA

Entre o Pacífico e o Atlântico,
11 mil quilômetros e muitas histórias

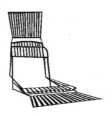

1ª edição / Porto Alegre-RS / 2021

Capa e projeto gráfico: Marco Cena
Revisão: Simone Diefenbach
Produção editorial: Bruna Dali e Maitê Cena
Assessoramento gráfico: André Luis Alt
Foto da autora: Cláudio Fonseca

---

Dados Internacionais de Catalogação na Publicação (CIP)

B344s    Bauermann, Mariana
        Su casa mi casa: entre o Pacífico e o Atlântico, 11 mil quilômetros e muitas histórias. / Mariana Bauermann. – Porto Alegre: BesouroBox, 2021.
        216 p. ; 14 x 21 cm

        ISBN: 978-65-88737-56-9

        1. Descrições de viagens. 2. Estados Unidos da América. I. Título.

CDU 910.4

---

Bibliotecária responsável Kátia Rosi Possobon CRB10/1782

Direitos de Publicação: © 2021 Edições BesouroBox Ltda.
Copyright © Mariana Bauermann, 2021

Todos os direitos desta edição reservados a
Edições BesouroBox Ltda.
Rua Brito Peixoto, 224 - CEP: 91030-400
Passo D'Areia - Porto Alegre - RS
Fone: (51) 3337.5620
www.besourobox.com.br
Impresso no Brasil

Outubro de 2021

# Sumário

Introdução ............................................................. 7
1. Porto Alegre ..................................................... 11
2. Los Angeles ..................................................... 19
3. Three Rivers .................................................... 37
4. Flagstaff .......................................................... 45
5. Santa Fe .......................................................... 63
6. Austin ............................................................. 83
7. New Orleans ................................................. 113
8. Memphis ....................................................... 133
9. Nashville ....................................................... 149
10. Huntsville .................................................... 157
11. Daytona ...................................................... 173
12. Miami ......................................................... 191
13. Tapera ......................................................... 201
Dicas .................................................................. 205
Lugares .............................................................. 209
Agradecimentos ................................................. 215

# Introdução

Viajar faz parte da história que construí. Na minha memória habitam lembranças de incursões familiares para diferentes lugares. Fui apresentada às viagens de longa distância ainda nos anos 80, quando meu pai colocou a esposa e os três filhos em um Escort Ghia azul-celeste de duas portas, rumo à capital federal. Quase 2 mil quilômetros de distância. Espremidos no banco traseiro, eu e meus irmãos passávamos os intermináveis dias de estrada contando piadas e adivinhando a marca e o modelo dos automóveis que passavam na direção contrária. Outra diversão era colocar o braço para fora da janela com um pedaço de papel higiênico na mão, consagrando-se vencedor aquele cuja tira apresentasse maior resistência ao vento.

Os trajetos aéreos, por sua vez, não demoraram a acontecer. Tripulação, preparar para a decolagem! De olhos fechados e mãos geladas, sentia minhas costas aderirem ao assento da poltrona. É impossível esquecer o frio na barriga ao decolar pela primeira vez. Aos onze anos, voltei de Buenos Aires em um estado de êxtase. Havia sido exposta a paisagens e costumes diferentes dos habituais. Ingressos, notas de dinheiro, cartão visita do hotel e rótulos de refrigerante em espanhol preencheram minha agenda do ano. A redação sobre as férias de inverno foi igualmente frutífera, com muitas novidades a contar. Ao mesmo tempo, minha mãe costumava me presentear com bonecas típicas de cada país que ela visitava. Havia na prateleira do meu quarto representantes com diferentes tons de pele, traços faciais, penteados e vestimentas, às quais eu dava nome e vida por meio das minhas brincadeiras.

Percebo hoje que o conhecimento de outras culturas tornou-se algo muito valioso e inspirador para mim, expandindo minha visão de mundo para além dos limites cotidianos. Este livro conta a história de uma viagem de três meses pelo sul dos Estados Unidos, realizada no começo de 2019, com meu marido André. No total nos hospedamos em onze residências diferentes (e alguns motéis de beira de estrada), não raro dividindo aposentos com os donos dos imóveis e suas famílias, assim como outros hóspedes. Antes do embarque, não poderia imaginar a diversidade de narrativas que emergiriam ao longo do caminho. A ideia de compartilhar nossas vivências surgiu apenas mais tarde, já de volta ao Brasil. À medida que ia relatando as peripécias, observava o quanto as pessoas se divertiam e ficavam interessadas com as curiosidades, os contratempos e a originalidade do nosso passeio. Todo o enredo, portanto, foi baseado em registros fotográficos, vídeos feitos no celular, uma planilha de gastos diários, trocas de mensagens, minha própria memória sobre os eventos (com alguns toques ficcionais) e a assessoria de André, principalmente para assuntos técnicos. Não teve *blog* nem transmissão ao vivo, e, às vezes, me pego refletindo como seria se ao menos eu tivesse levado um bloco de anotações para esboçar diálogos e impressões gerais. Provavelmente teria um registro mais preciso, no entanto acredito que perderia um pouco da espontaneidade daqueles momentos.

Cada capítulo representa uma cidade visitada, exatamente na ordem em que foram percorridas, de oeste a leste do país. Entre o Pacífico e o Atlântico, um chão de 11.435 quilômetros, e alguns destinos que fogem das escolhas turísticas óbvias. Desde o início da concepção desta obra, minha ideia era trazer não apenas dicas de atrações e roteiros, mas principalmente as interações com nossos anfitriões, reflexões sobre economia compartilhada e um olhar sobre os aspectos culturais norte-americanos. Também ressalto que os nomes dos personagens são fictícios, para preservar a identidade dos anfitriões.

Embora tenha cursado Jornalismo por três semestres, admito que este projeto é um verdadeiro desafio quanto à livre escrita. No meu dia a dia de trabalho, vejo que esta habilidade foi restringida ao vocabulário técnico e à estrutura engessada de laudos e artigos acadêmico-científicos da área da Psicologia, sem tanto espaço para a criatividade. A minha trajetória de vida renderia publicações diversas, passando por conquistas, superações, tristezas e situações rotineiras sem grande relevância. O que eu me proponho a trazer neste livro é um recorte no tempo – a descrição de um período de alegria, surpresas e liberdade. De coração aberto, nos conectamos com o momento presente, as paisagens e as pessoas que cruzaram o nosso caminho, sendo que a realidade superou toda e qualquer expectativa.

Esta viagem concretizou uma mudança interna que venho trilhando há muitos anos, através da valorização do tempo, daquilo que já tenho e das coisas que são importantes para mim. Na bagagem, muito além dos *souvenirs* e dos presentes, uma infinidade de conhecimentos, experiências, interações e muitas histórias para contar. Fico feliz de ter me permitido desfrutar desta jornada de maneira verdadeira e de ter tido o privilégio de me aproximar ainda mais do meu parceiro de vida, que é tão especial.

Acho importante ressaltar que esta produção começou a ser colocada em prática durante a pandemia do novo coronavírus. Espero que em breve viagens como a nossa voltem a ser uma realidade, pois a proximidade física é inerente à partilha de um lar. Espero também que este livro traga leveza, emoção, aprendizado e, acima de tudo, seja um incentivo para que outras pessoas sigam seu desejo e intuição.

Boa leitura.

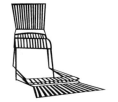

30° 01' 58" S 51° 13' 48" O

# 1. Porto Alegre

*USA Roadtrip*. Esse era o nome da caixa de correio que criei em setembro de 2018, para fins de organização e armazenamento dos comprovantes relacionados à viagem. O passeio em si, no entanto, já começara muito antes, desde a identificação do nosso desejo pela realização de um período sabático. Um escapismo temporário, digamos assim. Para uma amante de viagens como eu, o prazer de um roteiro novo é vivenciado em todos os seus processos, incluindo concepção, planejamento, concretização e regresso. Uma filosofia que busco estender para outras atividades exercidas no meu dia a dia, fazendo com que a essência de um comportamento esteja associada ao seu desempenho, e não apenas ao resultado final alcançado. Em doze anos de relacionamento, eu e André nunca viajamos em excursão nem delegamos a elaboração de um trajeto a agências especializadas. Ou seja: gostamos de botar a mão na massa – e de passar alguns perrengues também.

    O primeiro passo prático foi a compra das passagens aéreas para Los Angeles. Passei dias em busca da melhor oferta, e logo ela apareceu, com paradas em Lima e El Salvador. Sierra Tango Foxtrot Nove Alfa Três, eis a sequência que localizava os bilhetes. Desde que aprendi o alfabeto fonético, me recuso a citar apenas as letras ou a encontrar palavras aleatórias para descrevê-las (S de sarampo, T de tatu, N de nariz, A de amor e assim por diante). Trinta e um de dezembro seria a data de embarque. Aliás, fica a dica: muitas pessoas não querem viajar em efemérides como a virada de ano, e isso pode fazer com que os preços baixem bastante nesses períodos. É claro que tento evitar as conexões, mas em alguns trajetos mais longos não tem como escapar. Nos trechos de ida, principalmente, a adrenalina do passeio que está por vir acaba de certa forma anestesiando uma boa dose das dores no corpo, inevitáveis para quem se espreme em uma poltrona da classe econômica. Dependendo da disposição e da quantidade de horas no solo, é possível até mesmo fazer um breve turismo local. A pergunta é: como pode ser mais barato a pessoa voar mais milhas, consumir mais querosene, ingerir um número maior de refeições e utilizar as instalações aeroportuárias por mais tempo? Coisas de Economia.

    A data de volta, por sua vez, ficou agendada para 29 de março de 2019, e não sabíamos exatamente como e onde iríamos preencher esse hiato de três meses. A ideia era justamente não ter muitos planos, estar disposto a fazer alterações no trajeto quando necessário e aproveitar os lugares que mais gostássemos. Até o momento, as únicas certezas estavam relacionadas ao âmbito esportivo: jogo de basquete no início de janeiro, ainda na Califórnia, e torneio de tênis em Miami com a família na derradeira semana, encerrando o ciclo em grande estilo.

Aos poucos fomos contando os planos para parentes e amigos.

"Nossa, que demais!"

"Vocês são loucos!"

"Me leva junto?"

"De onde que tu tirou essa ideia?"

"Querem ficar de férias eternas?"

Eis a diversidade de reações.

Uma conhecida perguntou se não iríamos fazer ao menos um intensivo de inglês. Minha resposta foi não. Afinal de contas, já éramos fluentes no idioma, e a ideia principal era passear. Assim mesmo, sem hipocrisias. Muitos indagavam o porquê de termos escolhido os Estados Unidos e não a Europa, e eu conseguia enumerar diversos benefícios: fluência no inglês, uma única moeda para trocar dinheiro (e com cotação mais amigável que o euro), ausência de processos imigratórios entre os estados, malha viária ampla e duplicada em grande parte dos trechos, espaços para estacionar, um sem-número de cidades interessantes e paisagens cênicas. A influência do cinema americano também se fez presente de alguma maneira. *Thelma & Louise, Na natureza selvagem, Pequena Miss Sunshine, Sideways.* Quem nunca sentiu vontade de pôr o pé na estrada depois de assistir a um *road movie*?

Outra decisão significativa foi a respeito das acomodações. Há cerca de sete anos eu e meu marido iniciamos em uma nova modalidade de viagens. Passamos a alugar um imóvel, ou parte dele, para nos hospedarmos. Em muitas ocasiões dividimos a casa com seus proprietários – ou com visitantes. Em outras ficamos sozinhos, como se fôssemos residentes fixos. Deixamos de lado a comodidade dos hotéis – esqueça *buffet* de frutas no desjejum, lençóis branquinhos e imaculados, colcha dobrada de modo cirúrgico para debaixo do colchão, limpeza diária e serviço de quarto em tempo integral. Vivemos, na medida do possível, como uma pessoa local, do tipo que pega a chave do apartamento na lavanderia da esquina – como já aconteceu conosco em Williamsburg, Brooklyn.

Eu me desvinculei temporariamente da clínica psicológica onde trabalhava e, no meu retorno, voltaria a desempenhar algumas atividades de docência na área da Psicologia. André, engenheiro mecânico autônomo, preparava-se para assumir novos desafios profissionais no nosso retorno. Uma renovação de ares e de perspectivas. Ainda, uma despedida da nossa história em Porto Alegre, já que em abril de 2019 colocaríamos em prática nosso plano de vivermos no interior do estado, em busca de uma melhor qualidade de vida.

Via de regra, nenhuma grande mudança aconteceria durante esses três meses. As médias de temperatura na capital gaúcha continuariam a alcançar os 38 graus nos meses de janeiro e fevereiro, a cidade ficaria em ritmo de férias, com as ruas e parques melancolicamente vazios, especialmente nos finais de semana, os bloquinhos de carnaval logo sairiam às ruas (e eu não participaria), o campeonato estadual de futebol iniciaria, os cupins se multiplicariam dentro do apartamento, perdendo suas asinhas, e tempestades de verão se repetiriam, conforme o ocorrido nos últimos anos.

Com um pouco de sorte e uma dose de pensamento mágico, nossos pais não teriam nenhum problema mais grave de saúde na nossa ausência – caso contrário, voltaríamos antes do tempo previsto. Nosso maltês de catorze anos, por sua vez, seria muito bem cuidado por pessoas queridas de confiança, e na nossa imaginação ainda poderia nos reconhecer pelo cheiro no dia do reencontro.

Fazia sol e aproveitamos nosso último final de semana na cidade para nos despedirmos de amigos com uma volta de barco no rio Guaíba. Já havíamos providenciado itens importantes, como visto americano de turismo, seguro-saúde, câmbio, *check in online* e uma última ida à Lancheria do Parque, reduto de comida farta e caseira, já prevendo dias de alimentação menos nutritiva.

A hospedagem ainda estava em tratativas pelo aplicativo.

As malas, todavia, permaneciam vazias. Costumava separar os apetrechos de uma viagem com dias de antecedência, para poder avaliar com calma as minhas necessidades e possíveis combinações entre as peças de roupa. Com a prática, fui ficando mais focada e seletiva, o que facilitou o processo de tomada de decisão do que quero levar ou não, e a elaboração de listas me ajuda até hoje a não esquecer de nada na última hora.

Escova de dentes, escova de cabelo, tesourinha de metal, *band-aid*, esparadrapo, repelente, lenço de papel, porta-sabonete, produtos de higiene pessoal e maquiagem.

Remédios, máscara tapa olho, protetor auricular, adaptador universal, carregador de celular, almofada de pescoço, fone de ouvido, capacete de bicicleta, cadeados, secador de cabelo portátil. Caneta, fita *tape*, canga, saca-rolha, mochila, sombrinha, capa térmica para garrafa, taças de plástico, talheres de acampamento, sachê de café, sacolas, baralho de cartas e garrafa d'água. Eis o *checklist* para trajetos internacionais.

Alguns objetos podem soar engraçados num primeiro momento. Garanto que todos são extremamente úteis. Um baralho pode amenizar o tédio de dias chuvosos ou do atraso de um voo. Costumo inclusive deixar um par reserva no porta-luvas do carro para uma eventual emergência ou súbita vontade de jogar uma partida de canastra na beira da estrada ou no meio de um congestionamento. Canga, saca-rolha, taças de plástico, talheres de acampamento, sacolas e capa térmica para garrafa separam um piquenique profissional de um amador. Se você quiser, a mochila e a almofada de pescoço ainda podem servir de apoio para um cochilo. A fita *tape*, de acordo com André, pode salvar vidas – e isso, por si só, já justifica sua aquisição.

E as roupas?

Difícil fazer a seleção num cenário onde a amplitude térmica do trimestre vindouro seria de mais ou menos uns trinta graus. Vamos lá: gorro, luvas, cachecol, meias, *trench coat*, casacão, casaquinho, camisa de flanela, blusas de manga longa, camisetas de manga curta, calça *jeans*, calça de abrigo, *legging*, *short* para corrida, óculos de sol, um par de tênis confortável (que possa ser descalço com facilidade nos aparelhos de raio X), outro par de tênis, *loafer*, chinelo, rasteira, biquíni. Para facilitar a vida, a paleta de cores escolhida orbitando entre preto, branco e cinza, alguns tons da minha cartela "verão suave" e quase nada de estampas. Uma vez fechadas as malas, estávamos prontos para partir. Vinte e vinte e cinco quilos, de acordo com a balança digital portátil. Ainda contávamos com uma margem de segurança, a qual prontamente foi preenchida com pacotes de granola. Junto às alças, fitinhas do Senhor do Bonfim permitiriam identificar de longe nossos volumes nas esteiras. Só nos restava chegar no aeroporto no horário correto e torcer para que não rolasse *overbooking*. Ah, e conferir se na mochila de bordo não havia nenhum aerossol, objeto pontiagudo ou líquido que ultrapassasse o volume permitido. "Setenta e cinco ou cem mililitros?", perguntei pela centésima vez na vida a André. É maluco isto. Desde o 11 de Setembro, todos são tratados como potenciais terroristas, de modo bem democrático. "E os saquinhos, pegou um saquinho transparente pra mim?", essa costuma ser a última pergunta da parte dele. Averiguamos os passaportes. Os vistos estavam impressos nos documentos vigentes, não sendo necessário levar dois documentos para cada um, como já aconteceu outras vezes. Por último, mas não menos importante: faltava recebermos a aguardada mensagem de confirmação da hospedagem em Los Angeles, que ainda não tinha chegado. E a carteira de motorista? Lembrei ao apertar o botão do elevador do prédio. Volta pra pegar. Ufa. Acho que agora deu.

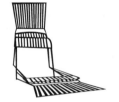

34° 3' 14" N 118° 14' 42" O

# 2. Los Angeles

Enquanto no Brasil a maioria das pessoas esperava a contagem regressiva para o novo ano e decidia entre comer lentilha, pular sete ondinhas e guardar uma folha de louro na carteira, eu e André cruzávamos algum ponto do espaço aéreo da América Central. Talvez você nos acompanhasse pelo *Flight Radar* e nem saiba, caso tenha o mesmo hábito que nós. Aliás, é incrível pensar que todos os aviões do mundo são monitorados por satélite. No ar, a 900 km/h, no exato momento da virada, poderíamos estar dormindo (ou, mais provável, tentando dormir), lendo a revista de bordo da companhia aérea, revendo uma comédia no pacote multimídia da aeronave, acionando o botão para chamar um comissário de bordo, caminhando no corredor para alongar as pernas e evitar trombose, aguardando a vez na fila do banheiro ou sendo importunados pelo passageiro da poltrona vizinha que gostaria de conversar com o cunhado que está em outra fileira e para isso precisa passar na nossa frente.

Se fiquei chateada? Não. A festividade de fim de ano que faz brilhar os meus olhinhos é o Natal. Natal tem família reunida, tem ceia e presentes embaixo da árvore. É uma data que traz lembranças muito boas da infância, as quais gosto de reviver. Sem falar no bom velhinho, que, depois do nascimento dos meus sobrinhos, voltou a frequentar as nossas festas.

Apesar de ser uma época de renovação e prosperidade, celebrar a chegada do ano-novo me deixa levemente angustiada. Por mais esforços cognitivos que eu faça, acaba acontecendo aquele balanço involuntário dos últimos 365 dias: quais foram as realizações e frustrações, quais metas foram atingidas, quais foram postergadas. Os planos para o futuro – se houver – e assim por diante.

Em alguma sala de embarque no meio do caminho, recebemos o ok de nossa hospedagem com a Vicky, nossa anfitriã em Los Angeles. "Vou comemorar o Réveillon nos vizinhos da frente. Feliz 2019!", ela nos escreveu. Na mesma mensagem, nos instruiu a digitar um código de quatro dígitos para acessar a propriedade: "1977". Seria esse o seu ano de nascimento? Ou apenas uma combinação oportuna, daquelas fáceis de memorizar visualmente no teclado do celular? Talvez ela seja um ano mais velha que minha irmã Desirê. Ou seria apenas uma combinação conveniente, daquelas fáceis de memorizar visualmente no teclado do celular? De qualquer modo, caso acontecesse algum problema com o cadeado digital, era só atravessar a rua e perguntar por ela na residência dos Williams.

Para quem não fazia questão de comemorar a chegada de 2019, fomos agraciados com duas delas em um único dia, já que a aterrissagem estava prevista para as 18h35 do horário local. Em LAX, toda aquela via-sacra dos viajantes de plantão: fila de imigração (na maioria das vezes, extensa para os estrangeiros), *free shop* (tá, esse é opcional, eu sei), retirada de malas e, se você for o sorteado da vez, uma inspeção do governo de última hora. Minha experiência em voos internacionais não me exime de ficar um pouco tensa no momento de entrar em uma nação estrangeira. Parece que vão fazer algum questionamento que não sei responder ou que estou devendo algo para alguém. E se o cão farejador teimar que tem algo suspeito na bagagem? Não dá nem para tentar suborná-lo com um carinho no peito. *"Don't pet me"*, já diz o colete do animal. O raciocínio é simples: assim como alguém mal-intencionado pode levar algo da sua mala sem permissão (isso já aconteceu comigo), pode também colocar algum produto duvidoso. Por fim, nesta viagem eu tinha receio de que os agentes federais ficassem intrigados com a duração prolongada da nossa estadia. Mas nada de diferente foi abordado. Ufa. Apenas perguntas costumeiras, como estado civil, profissão, data de retorno e número de vezes em que estivemos nos Estados Unidos et cetera e tal. Um deles pegou o espírito da *trip* e alertou: "Fiquem seguros e não entrem em cana!". Sábio conselho do oficial.

Nós nos dirigimos para a saída do terminal.

Senti uma cutucada no meu ombro direito e olhei para o lado. Como de costume, André havia me enganado. Ele então me mostrou uma garrafinha plástica amassada, como se alguém tivesse pisado com toda a força possível na altura do rótulo. "Quer que eu coloque no lixo?", perguntei desinteressada. E logo me dei conta de que se tratava de uma experiência científica. Sobre pressão atmosférica, iniciada com o avião ainda lá no alto.

Em tempo, ele me questionou sobre o jantar. Não tínhamos nada para matar a fome e também não era nossa ideia procurar um restaurante ou uma queima de fogos de última hora. Depois de um dia inteiro viajando, vislumbrávamos apenas um colchão macio para deitar e cair no sono. Avistei um letreiro com três listras horizontais coloridas. Era uma 7-Eleven, que por sorte estava aberta. 7-Eleven é nossa loja de conveniência favorita acima da linha do Equador. Lá é possível encontrar todo tipo de *snacks*, seja um pacote de salgadinho tamanho festa ou uma salsicha Viena recém-saída da grelha. No nosso caso, a busca era por leite e bananas. Caturra, prata, ouro ou maçã, tanto fazia naquela hora. As frutas nós encontramos.

Uma vez resolvida a pendência da comida, lá fomos nós em busca dos táxis. Vinte dólares para rodar exatos dois quilômetros. Eu me senti assaltada, ainda que o motorista fosse extremamente educado. Só que assaltos como esse fazem parte quando se está em um país onde o valor da moeda local é cerca de cinco vezes maior que o da sua.

Eu me identifiquei prontamente com aquela que seria nossa vizinhança pelos próximos nove dias. Ruas e calçadas retilíneas e pavimentadas, viabilizando o uso de patinetes e cadeiras de rodas, ausência de muros e/ou grades na maioria das casas, bandeiras americanas tremulando nas fachadas (não pelo nacionalismo, mas sim pela simetria – só para deixar claro) e gramados verdinhos milimetricamente aparados que pareciam tapetes. Um visual limpo, mesmo à noite. Dava a impressão de que se tratava de um condomínio fechado ou de que, por algum momento, estávamos no *setting* de filmagens de algum seriado. Já li que a qualidade dos passeios e dos banheiros públicos seria um indicador fidedigno do grau de desenvolvimento de uma nação. Acho que concordo. No Brasil, mesmo nos bairros de classe média, um passeio a pé pelas ruas pode ser um verdadeiro desafio, mesmo para quem não tem problemas sensoriais ou alguma dificuldade de locomoção. Prefiro nem comentar sobre os banheiros públicos.

O deslocamento do aeroporto à casa levou três minutos. Chegando no local, vimos luzes acesas. Será que Vicky não havia saído? Tocamos a campainha. Para nossa surpresa, uma menina de cerca de nove anos surgiu no vidro da porta. Achei que tinha errado o endereço.

"Olá, boa noite, nós somos um casal de brasileiros e alugamos um quarto nesta casa. Podemos falar com a Vicky?"

"Você quer dizer a Victoria?"

"Hã, isso."

E continuei:

"Vicky, Victoria... Bem, tanto faz. Ela se encontra?"

"Acho que a Victoria não tá."

Depois de alguns minutos, um homem, que aparentava ser o pai ou o responsável pela criança, se aproximou.

Voltei a proferir o mesmo discurso.

"Oi, boa noite, a Vicky se encontra? A gente alugou um quarto na casa e ficamos de chegar hoje à noite."

"Espera só um pouquinho."

Ele então abriu a porta e atravessou a rua em direção ao vizinho da frente, para chamar a dona da propriedade. Não queria interromper a festa de Ano-Novo de Vicky, mas foi isso que aconteceu. Ela, não parecendo estar incomodada com a situação, chegou com um sorriso largo no rosto.

"Olá, Mariana e André! Sejam bem-vindos!"

Assim como aconteceu com o bairro, minha primeira impressão de Vicky foi ótima. Com boa vontade, ela prontamente nos mostrou todos os cômodos da casa, nos apresentou aos outros hóspedes e passou algumas orientações básicas sobre funcionamento do chuveiro, sistema de calefação, equipamentos da cozinha e convivência geral. E voltou então para sua festa, não sem antes perguntar se meus cílios eram naturais ou postiços.

Após quase um dia inteiro entre aeronaves e aeroportos, estávamos zonzos. Com as olheiras fundas e a cara amassada, como se flutuássemos no ar. Essa sensação também costuma ser chamada de *jet lag*, uma expressão bonita para dizer que se está podre de cansado. Levamos as malas para o quarto, tomamos um banho quente e fizemos nossa refeição: granola sem leite, as bananas do 7-Eleven e uma maçã enrugada encontrada no bolso lateral da mochila (não declarada na alfândega, por sinal). Por volta das 21 horas, já estávamos no segundo sono. Não foi preciso nem esconder os LEDs dos aparelhos eletrônicos com roupas, como costumo fazer em outros momentos.

Primeiro dia de 2019. Tão logo o sol despontava, nós acordávamos. Dormimos cerca de dez horas a fio, sem interrupções. Felizmente o edredom era cheiroso, e o tamanho da cama abraçava todo o comprimento do André

(1,94m). Se alguém nas redondezas soltou rojões barulhentos de mau gosto ou cantou "Adeus, ano velho; feliz ano novo", sequer percebemos. Os plugues de ouvido estavam aprovados.

Na ausência de um café da manhã, saímos para batalhar nossa comida do dia. Estava friozinho e não havia outros pedestres na rua. Alguns automóveis cruzavam as vias, parando no sinal vermelho mesmo com o exíguo movimento. Com desconfiança, ou poderia ser curiosidade, os condutores acompanhavam nossa caminhada pelo para-brisa. A atmosfera condizia com uma manhã qualquer de feriado ou de domingo. Aquele conhecido marasmo, a preguiça e a sensação de que a cidade levantou de ressaca, não importa se são mil, cem mil ou um milhão de habitantes.

Após caminhar alguns quarteirões, olhei para o meu lado esquerdo, desviando de algumas palmeiras. Sorri ao avistar ao longe a cadeia de montanhas de Hollywood e seu indefectível letreiro. Não muito distante dali, provavelmente repousavam tranquilos alguns dos mais importantes nomes do cinema internacional, fosse em uma mansão em West Hollywood, fosse na suíte máster do Chateau Marmont. A ideia de poder topar por acaso com Jack Nicholson, Meryl Streep ou Tom Hanks em alguma esquina me agradava, embora soubesse que as chances não fossem assim tão altas. Pena Chris Cornell já não estar mais entre a gente – não me responsabilizaria pelos meus atos.

O comércio estava praticamente todo fechado, até mesmo o Trader Joe's do bairro. Mais alguns passos e encontramos um estabelecimento aberto. Adivinhem só? Era uma 7-Eleven. Para nossa alegria, nessa tinha galão de leite – e maçãs, Sucrilhos, biscoitos e *bagels*, um tipo de pãozinho com interior denso e elástico que é nosso xodó nos Estados Unidos.

Na volta para casa, foi possível reparar com mais atenção na casa de Vicky. De frente, parecia compacta. Era possível visualizar uma varanda, a porta principal e três janelas, sendo que uma delas era do nosso quarto. Na sala, um conjunto de quatro quadros com temática litorânea e cores vivas adornava a parede atrás do sofá, onde os hóspedes sentavam para assistir à televisão ou passar o tempo com jogos de tabuleiro. Cada vez que eu passava na frente, dava um empurrãozinho com o dedo indicador para nivelar um deles, que pendia à direita. O sistema de calefação central, alimentado por uma caldeira a gás, era responsável por manter a temperatura interna em torno dos vinte graus. "Prático, eficiente e bem planejado", sintetizou André. Para ele, fazia todo o sentido as saídas de ar se localizarem próximas ao piso, permitindo uma melhor distribuição do fluido. Para mim, a atmosfera perfeita para usar uma camisa de manga longa sem suar as axilas nem eriçar os pelos – ou para dormir de pijama curto e uma cobertinha. No banheiro coletivo, o secador de cabelos de marca "Marianna" fazia eu me sentir em casa e, de forma indireta, ajudava a marcar território. Uma ampulheta presa por ventosas controlava o tempo de banho, que idealmente seria de cinco minutos.

Mais ampla que a própria sala, a cozinha era o ponto de encontro oficial da residência, com armários de madeira brancos e uma bancada para refeições em formato de L. Ou melhor, uma bancada península, estudei o termo em um curso de *design* de interiores. O piso havia sido forrado recentemente com um material vinílico que imitava azulejos antiguinhos, e Vicky orgulhava-se de ter feito o trabalho sozinha. Faça-Você-Mesmo, esse era seu lema. As prateleiras na frente da geladeira exibiam os nomes dos hóspedes em plaquinhas, evitando que alguém se apropriasse dos alimentos alheios, o que achei ótimo. Sal, temperos e molhos industrializados para saladas eram de uso comunitário.

Fiquei impressionada com a quantidade de plásticos disponíveis nas gavetas. A caixa de plástico filme, com uma bobina de 278 m$^2$, já vinha com sua própria lâmina de corte, dispensando o uso de tesoura ou faca. Os saquinhos com fechamento hermético poderiam envelopar, sob medida, desde uma azeitona em conserva até um peito inteiro de frango assado. Confesso que meus traços obsessivos vibraram ao me deparar com aquele arsenal. Um prazer semelhante ao que costumo sentir quando entro em alguma loja de organização (The Container Store é minha favorita). Dá vontade de sair catalogando o mundo, haja vista a variedade de caixas, recipientes, potes, cestos, arquivos, moldes, papéis, cartões, *post-its*, divisórias, grampos, fitas, lacres e cabides. Costumo afirmar que, mesmo estando longe, consigo passar as coordenadas geográficas de qualquer utensílio da minha casa – e podem ver que me orgulho disso.

Vicky, por sua vez, com frequência abria diversos compartimentos até encontrar sua caneta Sharpie ou o batedor de arame. O cesto de roupa suja já não era suficiente para o arsenal de cama, mesa e banho da casa, e, ao me deparar com a cena, quase me coloquei à disposição para ajudá-la a colocar as tarefas domésticas em dia. Eu poderia até mesmo ensiná-la o método FIFO (*first in – first out*) de armazenamento de toalhas utilizado na nossa residência, mas talvez soasse como uma ofensa. Melhor ficar quieta.

Além de administrar o fluxo de hóspedes na casa, que pertencia a um irmão residente na Flórida, Vicky vendia cosméticos num esquema de pirâmide financeira. "Querem conhecer como funciona?", nos perguntou um dia, já antevendo a resposta. Em outra conversa, contou sobre seu passado como higienizadora dental. Conhecia de perto o hálito de alguns famosos locais, e a ética profissional não a impedia de citar nomes. Segundo ela, esse tipo de serviço era muito lucrativo na cidade, assim como preenchimentos, *peelings* faciais, toxina botulínica e demais procedimentos estéticos, o que tornava as mulheres todas muito parecidas, como se saídas de uma linha de produção, com seus lábios carnudos e maçãs do rosto proeminentes. A explicação para tal fenômeno, de acordo com Vicky, começava na indústria cinematográfica e passava pela tirania do culto ao corpo, característica de localidades litorâneas. "Aqui é praia pra todo lado. Ninguém quer passar vergonha!" Teriam os consultórios de Psicologia a mesma demanda?

Além do nosso quarto, havia outros três dormitórios para locação, sendo dois deles no piso superior. Havia também o quarto privativo de Vicky, onde ela passava horas trancada em teleconferências com clientes e representantes, entre pilhas de roupas que esperavam para ser dobradas. Uma vez fora do seu esconderijo, circulava pela casa negociando lotes de sérum antirrugas e cera depilatória com seu fone de ouvido sem fio. Trajava também um pijama macacão vermelho e branco com zíper frontal, imitando o bom velhinho. "Precisamos providenciar suéteres de Natal para vocês urgente!"

Como ainda não havia chegado o Dia de Reis, permaneciam na casa adereços natalinos, como almofadas temáticas, meias verdes e vermelhas ornadas com *patchworks* de símbolos de neve e pinguins, um pequeno presépio talhado em madeira e um tímido pinheirinho escondido atrás da porta. Ao pedir para tirar uma foto de Vicky vestindo pijama+botas, ela propôs posar ao ar livre. Tratei de posicionar uma escada de metal junto às luzinhas pisca-piscas que acompanhavam o desenho da marquise frontal, assumindo meu papel de diretora artística do ensaio. Cuidei também para que o bastão de caramelo bordado no *plush* não fosse ocultado por sua mão direita, um detalhe importante que poderia passar despercebido. Com uma perna estendida e outra flexionada, quase atingindo os últimos degraus, Vicky simulou uma entrada sorrateira pelo telhado, com uma cara de quem estava aprontando e ao mesmo tempo se divertindo com a brincadeira. Sucesso total.

Ainda que estivesse localizada muito perto do aeroporto e as paredes fossem ocas, como normalmente acontece nas construções americanas, não era possível ouvir sequer um ruído de avião dentro da casa de Vicky. Mesmo assim, o burburinho interno era grande. Lembram da menina que atendeu a porta quando chegamos? Então, ela e a família vinham de Las Vegas e estavam na cidade para visitar os parentes. Ao todo, eram cinco integrantes. Detalhe: instalados no mesmo dormitório.

Durante a noite, antes do horário do banho, as duas crianças corriam pelos cômodos uma atrás da outra, batendo nos marcos das portas, adornavam (ou melhor, bagunçavam) as vidraças com uma tinta *spray* prateada que ficava sobre a mesa da cozinha e insistiam para que jogássemos jogo da velha no bloco de receitas. O avô cadeirante, acometido por um acidente vascular cerebral meses antes, costumava assistir ao telejornal em espanhol num volume acima da média. "Isquêmico ou hemorrágico?", foi a primeira coisa que indaguei quando me contaram. Pela dificuldade de fala, eu arriscaria hemisfério esquerdo. Em intervalos compassados, ele emitia uma espécie de ruído, cujas nuances eram interpretadas de maneira admirável por sua filha Julie. Certa noite, o barulho progrediu para um estrondo. André correu para a sala e acudiu o idoso, que se encontrava caído sobre o chão. Felizmente nada mais grave aconteceu.

Outro hóspede que encontrávamos era Jimmy. Aeroviário, trabalhava de madrugada, chegava em casa cedo da manhã com o crachá da firma no pescoço e tomava seu *six-pack* de cerveja sozinho na área externa dos fundos, ao lado da garagem e do *grill* de jardim. Uma vez completado seu ritual, estava pronto para dormir. Ele e André trocavam figurinhas sobre aviação, uma vez que meu marido tem experiência com manutenção de aeronaves. Sabiam que é possível abrir a porta do banheiro do avião pelo lado de fora, mesmo ela estando trancada? Outra hora conto o segredo para vocês.

A garagem, na verdade, poderia muito bem ser chamada de depósito, pois servia para estocar todo tipo de coisas: apetrechos de *ski*, ferramentas, prancha de *Stand Up Paddle*, caixas de isopor, uma geladeira extra com produtos *premium* e por aí vai. Menos o automóvel, que repousava ao ar livre fizesse chuva ou sol – um fenômeno comum nos Estados Unidos, pelo que pudemos ver.

Era a segunda vez que visitávamos Los Angeles. Clássicos como Calçada da Fama, Dolby Theatre, píer de Santa

Monica, Sunset Boulevard, Rodeo Drive, Walt Disney Concert Hall e estúdios da Warner Bros. já haviam sido cruzados da nossa lista, então aproveitamos o tempo livre com programas diferentes. Passamos um dia inteiro pedalando pelo calçadão e canais de Venice Beach, com duas bicicletas Cruiser de freio torpedo emprestadas por Vicky. Fiquei mesmerizada ao observar a criançada de cinco, seis anos andando de *skate* nas pistas à beira-mar, sob supervisão atenta de seus pais. Com aquela coragem típica de quem se encontra no início da curva de desenvolvimento do controle inibitório, flanavam habilidosas pelo asfalto ondulante, paramentadas com capacetes, joelheiras, cotoveleiras e coletes de proteção.

Conhecemos o bairro de Silver Lake, com seus cafés e lojinhas descoladas, demos uma banda pelo Farmers Market, curtimos um pôr do sol de inverno do alto do observatório Griffith, nos deleitamos com uma exibição acústica de Jeff Tweedy para uma plateia enxuta de 280 pessoas sentadas no Largo at the Coronet e torcemos pelos Lakers do alto do anel mais alto do Staples Center, ainda que o astro LeBron James estivesse no banco de reservas.

Na cidade dos anjos tivemos por uns dias a companhia de um amigo brasileiro. João tiraria férias no oeste dos Estados Unidos com o enteado, que adoeceu antes da viagem e acabou ficando em Porto Alegre para se recuperar de uma cirurgia no apêndice. Por sorte, havia na casa de Vicky um quarto disponível, bem ao lado do nosso. Viramos *roomies* e passamos bons momentos juntos – peregrinamos horas pelo Getty Center e suas paredes de mármore travertino italiano, cruzamos Beverly Hills em noite de Globo de

Ouro (com carro alugado, item essencial em uma cidade espalhada como Los Angeles) e batemos ponto no Randy's em mais de uma ocasião.

Ah, o Randy's! Merece um parágrafo inteiro em sua homenagem. Salivo só de pensar no cheiro, crocância e sabor de seus *donuts*, em especial o *butter crumb*. Se me colocassem dentro de um laboratório com um *butter crumb* na frente e oferecessem uma unidade extra com a condição de esperar cinco minutos para comer o primeiro, eu simplesmente não aguentaria.

Com João pegamos a estrada numa segunda-feira em direção a San Diego. Em vez de visitar o panda do zoológico, uma das principais atrações da cidade, conferimos o *show* de uma banda que ele amava e que até então era desconhecida para mim. Man Man era o nome. Vicky havia comprado nossas entradas pela internet com seu cadastro, pois não estávamos conseguindo. Na entrada do local, o segurança pediu meu documento de identificação, o qual exibi orgulhosamente: uma carteira de habilitação californiana tipo C, vencida em dezembro de 2008.

Victoria Marie Smith
156 Lomita Ave Apt 2
El Segundo California 90245
Cabelo: Loiro
Altura: 05 pés e 04 polegadas
Peso: 128 libras
Olhos: azuis

Na 3x4 com fundo azul Tiffany e *flash* estourado, uma adolescente que parecia posar para o anuário do Ensino Médio. Dentes reluzentes, base três tons acima da sua pele, cabelo platinado e um excesso de *blush* pêssego nas têmporas. Poderia ser minha versão de vinte anos atrás. O que a gente não faz para ser aceita e pertencer a um grupo?

A apresentação em si surpreendeu bastante. Os músicos trajavam capas roxas com capuz, parecendo magos, e o vocalista Honus Honus esmerava-se em deixar seu teclado ainda mais destruído. Uma legião de fãs mais animados aglomerava-se em frente ao palco, cantando em alto e bom som as letras das músicas. João estava entre eles.

Na mesma noite voltamos para Los Angeles. Ainda acordada, a dona da casa nos convidou para um *brunch* dali a dois dias, pois sabia que a data de *check out* se aproximava.

Ela preparou dois tipos de panquecas, ovos mexidos com cogumelos, *bacon* frito, avocado e salada de folhas verdes com vinagrete de mostarda Dijon, que aprendera a fazer em uma viagem a Paris. Duas garrafas de champanhe francês deram o arremate.

Um casal de amigos de Vicky também participou do encontro – ela, americana de Chicago, e ele, inglês de sotaque carregado.

"Então vocês estão viajando três meses pelos Estados Unidos?"

"Sim, estamos no início da nossa jornada."

"E daqui vão pra onde?"

"Queremos passar no Sequoia National Park, que é aqui perto, depois Flagstaff, no Arizona, e então continuamos rumo ao leste, passando pelos estados sulistas."

"Uau, vocês vão conhecer o país melhor do que nós!", eles constataram. "É sua primeira vez aqui?"

"Não. Já viemos algumas vezes, mas a ideia agora é explorar o lado B da América. Estamos animados para conhecer lugares como Texas, Louisiana e Mississippi."

No mesmo instante fomos advertidos:

"Cara, não percam tempo. Não tem nada lá – a não ser plantações de milho e caipiras tradicionalistas."

"Minha intuição diz que vamos gostar", retruquei.

Com dimensões continentais, os Estados Unidos caracterizam-se por diferenças culturais marcantes ao longo do seu território, assim como acontece no Brasil. E, nas nossas andanças, presenciamos esse tipo de preconceito entre os próprios americanos, em mais de uma ocasião.

Edward e Alice eram entusiastas de drogas como LSD e maconha e passaram um bom tempo contando sobre seus momentos alucinógenos e a legalização dessas substâncias. Edward um dia saiu do próprio corpo, abraçou Jesus Cristo e foi capaz de se ver deitado à beira da piscina, num sítio que ele já nem lembrava mais onde era. "Parecia que uma parte de mim tava tipo num drone, saca? Daí as pessoas acenavam em direção ao céu e ao mesmo tempo olhavam pra mim estirado no chão, como se não entendessem o que tava acontecendo." Em outra ocasião ele regrediu ao útero materno, sentindo a viscosidade do líquido amniótico e o barulho ensurdecedor de um aspirador de pó na última potência, o qual o incomodava e ao mesmo tempo transmitia segurança. "Não é verdade que Freud usava cocaína?", me perguntou como se a informação que havia lido fosse um salvo-conduto.

A propósito: na Califórnia, o mercado de *Cannabis* é regularizado e, sendo maior de idade, é possível ir às compras. As lojas parecem butiques *hipsters*, com balcões de vidro e *tablets* para exposição das mercadorias. A amiga de Vicky envaidecia-se de produzir artesanalmente *muffins*, sabonetes e essências contendo THC. Papo vai, papo vem, acabamos descobrindo que nossa própria anfitriã fazia bolinhos dessa espécie em casa. "Vicky, não acredito! Ainda ontem você estava lidando com o forno!", acabei a repreendendo sem querer. Na verdade eu acreditava, pois isso era muito a sua cara. A amiga então entregou: "Por que vocês acham que ela passa o dia rindo?" Bom, agora tudo fazia sentido, eu e André nos olhamos. Perguntei quais os efeitos de comer um único pedaço, entre um misto de interesse e medo de vir a apresentar eventuais efeitos psicossomáticos sem saber, e ela me garantiu que o alimento estava bem escondido.

Nove de janeiro, dia de fazer as malas. Antes de seguir viagem sozinhos, almoçamos com João e Vicky. Fomos de In-N-Out Burger, mas esta era uma filial especial. Localizava-se na cabeceira da pista do aeroporto internacional de Los Angeles. Entre uma batatinha frita e outra, sentados num cobertor compartilhado na grama, olhávamos para cima. Seguindo as dicas de André, tentávamos identificar o modelo das aeronaves com base no nível de ruído, fuselagem e quantidade de turbinas logo abaixo das asas. Que maravilha poder acessar qualquer ponto do planeta em apenas algumas horas. O *ballet* de pousos e decolagens me fazia pensar como tudo funcionava de forma tão precisa. Ok, eu sei que existem aerovias, que cada um deles transita em diferentes altitudes para não colidirem, que os controladores de voo são pessoas com um nível de atenção dividida muito acima da média. E mesmo assim não deixava de ser bonito observar. A fila de aeronaves ficava cada vez maior. Um 747 com o desenho de um canguru na cauda obtinha autorização para o pouso. Quem será que está lá dentro? O que estão vindo fazer em Los Angeles? Será que nos enxergavam pelas janelas ovaladas? À medida que se aproximavam, os pontinhos que de longe pareciam pequenas moscas se transformavam em imponentes condores. Um tremor potente fazia chiar o peito. Uma gota de maionese caiu na minha calça e nem me importei.

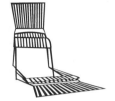

36° 27' 15" N 118° 53' 11" O

# 3. Three Rivers

Abençoada por Deus no quesito natureza e com paisagens de tirar o fôlego, a Califórnia abriga inacreditáveis 28 parques nacionais.

"Sequoia, Yosemite ou Joshua Tree?" Essa foi nossa grande dúvida dos últimos dias. Percorrê-los todos seria inviável, se o plano era estar em março na Flórida – quem foi mesmo que disse que três meses era muito tempo?

Foi necessário escolher apenas uma rota e optamos pela floresta de sequoias. Eu me recordo de ter visto sobre essas árvores gigantes no Museu Americano de História Natural em Nova York e ter ficado chocada com o tamanho do diâmetro do tronco, ao observar um corte transversal exposto.

Ainda em Los Angeles reservamos nossa próxima hospedagem, numa cidadezinha não muito distante do parque.

O percurso, que era para ser curto, se prolongou por conta de dois desvios, nos estúdios Sound City e 606. Se você gosta de música, provavelmente já ouviu falar no primeiro deles, ou conhece algum álbum que foi gravado lá. Vou dar *spoilers* que podem ajudar: *After The Gold Rush*, de Neil Young, e *Nevermind*, do Nirvana. Paramos na frente do icônico edifício de dois andares e tocamos a campainha, na esperança de sermos atendidos por alguém. Uma voz sussurrou algumas palavras, e a porta principal se abriu. Subimos as escadas de mansinho e caminhamos sozinhos pelo corredor do piso superior. As portas estavam todas fechadas. De volta ao térreo, achamos um acesso para o pátio de estacionamento. André se agitou ao avistar uma placa com o nome "Matt Chamberlain" e deduziu que estávamos no caminho certo. Continuamos a observar o entorno, nenhuma movimentação. Já estávamos prestes a tentar sair dali, quando uma mulher de óculos e cabelos grisalhos curtos apareceu.

"Olá, vocês estão procurando por alguma coisa?"

André respondeu:

"Boa tarde, nós somos do Brasil e viemos até aqui com a intenção de conhecer o estúdio. Sou baterista e grande apreciador de música. Será possível?"

"Infelizmente a sala de gravação está ocupada no momento, acho que hoje não vai dar. Mas entrem aqui."

Nas paredes e no chão do escritório, estava uma infinidade de discos de ouro e algum outro elemento químico como platina ou diamante, remetendo aos anos de glória da indústria fonográfica.

"Olha, o Dave!", exclamei intimamente ao me deparar com uma fotografia 60x40 em preto e branco de Dave Grohl tocando bateria, pendurada sobre um sofá vermelho.

"Vocês viram o documentário que ele dirigiu sobre o estúdio?"

"Sim, nós assistimos. Pena que a Neve não está mais aqui."

André se referia à mesa de som utilizada na mixagem de hinos como *Smells Like Teen Spirit* e *Lithium*, a qual foi adquirida pelo artista.

"Eu apareço dando uma entrevista", disse ela. "Ah sim, acho que me lembro de você! Nossa, que demais!"

Não sei se André realmente se recordava de tê-la visto ou se quis apenas ser simpático. A mim o semblante dela não soava familiar.

Conversamos mais um pouco. Nossa interlocutora, que era filha de um dos antigos donos do negócio, crescera naquele lugar. Ouvimos atentos algumas de suas lembranças de infância, que envolviam a textura dos rolos de fita, os acordes das guitarras e a presença constante de músicos de primeira categoria no cotidiano da família. No final, ela presenteou André com uma camiseta preta do estúdio.

"Toma, é pra você. Já que não deu pra fazer o *tour* completo."

André emocionou-se. Até hoje só veste o manto para ocasiões especiais.

Logo ela estendeu a oferta para mim também. Abusada, tomei a liberdade de selecionar a cor e o tamanho.

Nós nos retiramos felizes com nossos presentes e rumamos ao 606. Tínhamos a esperança de encontrar algum integrante do Foo Fighters, já que o estúdio pertence ao vocalista da banda. Dave Grohl, de novo ele. Costumo dizer que Dave parece um irmão mais velho bem-humorado e sorridente. E se alguém conhecer uma outra versão da personalidade do músico, prefiro nem tomar conhecimento. Assim mantenho a idealização. Não tivemos a mesma sorte da parada anterior. Tudo vazio e silencioso. Ninguém para nos receber. Demos uma volta ao redor da construção e nos deparamos com um grafite do rosto de Lemmy Kilmister, líder do Motörhead.

Entardecia e tínhamos muito quilômetros pela frente. As próximas duas noites seriam na residência de um casal jovem, em princípio sem filhos. A chave estava escondida em um ponto predeterminado no jardim e não demorou muito para encontrarmos. Ao entrar, fomos recepcionados carinhosamente por um cachorro de médio porte cor de caramelo, que tentava subir nas nossas pernas e nos seguia a cada passo. Jake era seu nome, estava escrito no potinho da ração. Outros dois gatos perambulavam entre as dependências internas e externas, através de uma abertura na porta dos fundos. Parecia uma casa de bonecas: móveis em estilo provençal, paleta em tons neutros, almofadas com estampas delicadas, gaiolas de metal com velas aromáticas, vasos de flores, mantas enroladas com esmero dentro de cestos de palha. Diferentes placas de madeira propagavam mensagens positivas por todos os lados, até mesmo no banheiro. *Love* (Amor), *Blessed* (Abençoado), *Happy* (Feliz), *Home Sweet Home* (Lar Doce Lar). No meio da sala, um cronograma esboçado em um quadro branco apresentava informações detalhadas sobre uma festa de casamento que aconteceria em dois meses. Fornecedores de som e imagem apropriadamente contratados, impressão dos convites em andamento, algumas provas do vestido de noiva pela frente, cardápio prestes a ser definido. Olhando aquilo me deu vontade até de casar de novo, de tanto que curti a preparação da nossa cerimônia.

A ternura dos animais e da decoração não se confirmou no trato com os donos da casa. Enquanto alocávamos alimentos perecíveis na geladeira forrada de fotografias, Samantha e Eric chegaram da rua. Naquela altura eu já sabia que eles tinham um sobrinho fofo chamado Ryan, que estiveram de férias em Wisconsin no último inverno e que gostavam de fazer caretas engraçadas quando em cabines fotográficas. Identificaram-se de maneira tímida, mantendo um protocolar distanciamento físico. André tomou a iniciativa e estendeu a mão para cumprimentá-los. "Tudo bem deixarmos nossas coisas aqui?", perguntei para certificar e puxar assunto. Eu me sentia um pouco constrangida. "Sem problemas", disse Samantha, num tom de voz que não condizia com a sentença verbal. A conversa não se alongou e, em seguida, nos recolhemos. "Você é bem-vindo para compartilhar as áreas comuns da cozinha, sala de estar e jardim", constava no anúncio da propriedade. A impressão que tínhamos, no entanto, era de sermos intrusos naquele lugar – ou talvez estivéssemos mal-acostumados com o jeitão acolhedor de Vicky.

De manhã saímos cedo para contemplar as sequoias. À medida que o sol surgia entre as montanhas da Sierra Nevada, simpáticas barraquinhas de frutas eram armadas pelo caminho. Em uma das guaritas de acesso ao parque, um guarda fez sinal para pararmos. Infelizmente não era para cobrar o valor do ingresso, e sim para nos informar que a reserva estava fechada: "O governo federal está paralisado, e muitas atividades estão suspensas por corte de verbas. Não há como garantir a segurança dos turistas neste momento". Um balde de água fria, em pleno inverno. Havíamos lido algumas reportagens sobre o chamado *shutdown* americano. No nosso entendimento, porém, General Sherman permanecia a postos para visitação.

Com o tempo livre, decidimos parar em um modesto museu situado à beira da estrada. No acervo, mobiliário e pertences de moradores antigos da região, retratando o modo como viviam, uniformes militares, imagens da fauna e flora locais, amostras de solo e um tapete feito a partir da pelagem, cabeça e patas de um animal. Um adorável senhor nos recebeu. Andrew era seu nome. Reparei ao olhar para a plaquinha de metal fixada no bolso da camisa listrada. Ele explicou o funcionamento do estabelecimento, fez perguntas sobre nossa origem e itinerário e nos contou algumas histórias pessoais, como o dia em que foi surpreendido por um urso no quintal da sua própria casa. Embaixo do balcão, um álbum de fotos estrategicamente posicionado comprovava sua versão dos fatos. "Deem uma olhada vocês mesmos", disse ele. Antes de irmos embora, o voluntário Andrew, sensibilizado pela nossa falta de sorte ao tentar ingressar no parque, nos ofertou uma sacola retornável verde repleta de pomelos e diferentes variedades de laranjas.

"Provem um pedaço da laranja de sangue. Vocês vão gostar!", ordenou ao dividir a fruta de interior vermelho suculento. Era uma combinação perfeita de acidez e doçura que até então não conhecíamos.

Quase hora do almoço. Pegamos um cartão de visita com os dados dele e prometemos mandar notícias mais adiante.

## Su casa, mi casa

"Gosto de saber sobre as pessoas que passam por aqui. Me mantenham informado sobre o acesso ao Grand Canyon."

Passamos boa parte da tarde em uma cervejaria artesanal em Three Rivers, com espaço externo cênico de chão de brita, mesas de carretéis, fios de luzinhas suspensos e um *container* personalizado com a grafia COMMUNITY. A degustação das bebidas era feita sem pressa, ao som da água corrente de um córrego que passava ao lado.

Sem muita vontade, retornamos para nossa morada. Os anfitriões jantavam com outro casal de mesma faixa etária e conversavam sobre algum assunto prosaico. Educadamente declinaríamos de um eventual convite para nos juntarmos a eles, todavia não foi necessário encontrar uma desculpa. Poderíamos até mesmo trocar figurinhas sobre buquês e bem-casados, coisa que não aconteceu. Apesar do clima estranho, André decidiu fritar um bife que havia comprado no mercado. No nosso dormitório, um porta-retrato emoldurava uma relação de restaurantes recomendados, com seus respectivos telefones e endereços. Seria uma mensagem indireta para fazermos as refeições fora dali? De qualquer modo, não houve reclamações sobre o cheiro do grelhado, ao menos não formalmente.

Sexta-feira, 11 de janeiro, data da saída. Luzes apagadas e nenhum sinal de barulho na volta, nem mesmo do nosso amigo peludo. Ainda de pijamas, examinamos o jardim que ficava atrás da casa. Dezenas e dezenas de garrafas PET acumulavam-se em um dos lados. Mentalmente fiz as devidas apresentações: "Samantha e Eric, filtro de água. Filtro de água, Samantha e Eric". Tomei um banho demorado, André colocou uma música para preparar o café da manhã. Fez também uma série de indagações à assistente virtual que habitava a superfície da pia.

"Alexa, qual a previsão do tempo para hoje?"
"Alexa, qual a distância até Flagstaff, Arizona?"
"Alexa, como está o trânsito nesse trajeto?"
"Alexa, como você está se sentindo?"
"Alexa, qual a minha idade?"
"Alexa, quais as chances de o Grêmio vencer a Libertadores da América?"
"Alexa, você acredita em vida após a morte?"

Pobre Alexa. Recém fora acordada e já tinha que pensar sobre probabilidades e problemas metafísicos da humanidade. O papo estava agradável. Algumas respostas poderiam ser mais bem exploradas, mas a estrada nos chamava.

Onze horas da manhã. Na ânsia por um abano de rabo de Jake, André postou-se na entrada de cada um dos aposentos, chamando seu nome em voz alta: "Jake!, Jake!". Para nossa estranheza, o bichinho repousava ao lado de uma cama. Em cima dela, era possível sentir a presença de seu dono, imóvel e calado, a nos monitorar. Quase imperceptível, a não ser pelo volume embaixo do edredom e pela luminosidade do aparelho de celular em atividade. Pegamos nossas coisas e tratamos de correr dali.

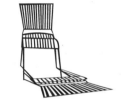

# 4. Flagstaff

Quinhentas e sessenta milhas era a distância até o nosso destino no Arizona. No sistema métrico decimal, cerca de novecentos quilômetros. Alexa já havia nos alertado e tinha razão. Agora sim nossa *road trip* iniciava de verdade. Conforme as previsões do aplicativo de trânsito, seriam 8 horas e 49 minutos de rodovias, no mais otimista dos cenários. A intenção inicial, portanto, era repousar uma noite no meio do trajeto.

Antes de dar a partida, André equalizou o sistema de som do carro. Aumentou três pontos do grave, manteve a configuração prévia do agudo, certificou-se de que todos os alto-falantes estavam acionados e conectou seu celular através do *bluetooth*.

Procurei uma *playlist* estradeira para nos fazer companhia.

Rolling Stones, AC/DC, Eagles, The Doors, Steppenwolf, Chuck Berry, Bob Dylan, Iggy Pop, Bon Jovi, Led Zeppelin, John Cougar, Van Halen.

O arsenal de clássicos era extenso e tínhamos tempo para admirá-los. A cada faixa, uma surpresa. Músicas que eu não ouvia desde a adolescência ou que nem lembrava de existirem. Em outros momentos certamente não chegaria até o refrão de muitas delas, mas naquele contexto encaixavam como uma luva.

*Boooorn to be wiiiiiiiild! Boooorn to be wiiiiiiiild!*

Nascido para ser selvagem, vociferava em alto e bom som minha faceta primitiva, um tanto quanto adormecida após trinta e três anos de vida em sociedade.

Com os cabelos ao vento e um sentimento único de liberdade, atravessamos o deserto de Mojave. Todas as janelas da minivan abertas ao mesmo tempo – depois eu me entenderia com meu pente. Os raios de sol oblíquos do fim de tarde iluminavam a vegetação rasteira e os geradores de energia eólica, que na minha percepção giravam lentamente, quase parando.

"A qual velocidade tu acha que se desloca a ponta de cada pá?", André me desafiou.

O barulho da música e do vento atrapalhava o entendimento da pergunta. *How does it feel, how does it feel? To be without a home. Like a complete unknown, like a rolling stone.*

"O que tu disse?", perguntei.

André falou novamente, desta vez com um movimento duplo do queixo, como se guiasse meu olhar para as torres:

"Qual a velocidade na ponta de cada pá?"

A gaitinha de que tanto gosto na canção de Dilan entrou em ação. Esperei alguns segundos. "Pensa que cada torre dessas deve ter uns cem metros de altura. E uns cinquenta metros de comprimento cada pá", ele explicou antes mesmo de eu responder.

"Quanto tu acha?", respondi bem psicóloga.

"Deixa eu ver a equação. Velocidade tangencial igual a velocidade angular vezes o raio da pá. V igual a $2\pi$ vezes R sobre T. Quinze metros por segundo, por aí."

Pronto, ele mesmo queria responder. Apertei o botão para repetir a faixa.

Franzindo o cenho, era possível visualizar à esquerda a rodovia que levava a Las Vegas. André esticou o braço em direção ao horizonte, decretando que tínhamos apenas mais uma hora de luz natural. Prosseguimos até um pequeno município na fronteira entre os dois estados.

O motel escolhido ficava em uma esquina, tinha dois andares e o formato de um L. Um letreiro em neon na vidraça da recepção anunciava vagas disponíveis para aquela noite, e um amplo pátio de estacionamento permitia que o carro pernoitasse bem em frente ao dormitório. Ainda que o funcionário garantisse se tratar de um quarto para não fumantes, notas de cigarro permaneciam incólumes ao tempo, agarradas com afinco às partículas de oxigênio e às fibras de tecido do batido carpete estampado. Nos corredores, máquinas de gelo enormes e barulhentas não muito longe umas das outras, típico da hotelaria americana. E a pergunta que eu sempre me faço ao enxergar um baldinho de plástico no quarto: por que raios uma pessoa precisa de tanto gelo? A indústria de copos, por sua vez, acompanha a tendência. Modelos enormes, com capacidade máxima que extrapola o alcance de armazenamento da bexiga de um adulto e base desproporcionalmente estreita para caber no suporte de bebidas automotivo. Dois terços do conteúdo, adivinhem, cubinhos de água solidificada.

Era véspera de final de semana e decidimos conferir a movimentação nos arredores. Após uma caminhada breve, achamos um bar cuja temática fazia alusão à lendária Rota 66, que percorria a região onde estávamos. André emocionou-se ao contemplar uma mesa de sinuca e jogamos algumas partidas. Ele ganhou todas.

Entre uma tacada e outra, ouvi alguém me chamar.

"Hey!"

Olhei para o lado.

Enquanto caminhava em direção ao banheiro, uma menina mais nova que eu disparou:

"Você é super bonita!"

Busquei confirmar se ela estava falando mesmo comigo, e a resposta foi sim.

"Hã... obrigada."

Meu repertório lexical ficou restrito a esse único vocábulo e retomei o jogo, um pouco envergonhada com a franqueza da abordagem. André dava risada. Pensando hoje, acho que foi um baita elogio, pois historicamente as mulheres costumam ser bastante críticas quanto à aparência de outras mulheres.

Sentamos no balcão forrado de notas de um dólar. Nas prateleiras a nossa frente, uma respeitável diversidade de destilados. A luz da televisão iluminava nossos rostos. Era uma reprise de um jogo de basquete da liga universitária norte-americana. Ao perceber que éramos estrangeiros, a atendente de cabelos compridos e visual oitentista puxou assunto. Contamos de onde éramos e falamos sobre nossa viagem. Ela então chamou outra funcionária, que se empolgou com nossa história e repassou algumas dicas:

"Então, no caminho a Flagstaff vocês PRECISAM passar por Oatman, uma cidade-fantasma característica do Velho Oeste. E, ainda no Arizona, tirem um tempo para Prescott, Sedona e Jerome. É o que tem de mais legal."

Ela escreveu o nome das localidades em letra cursiva no verso de um cupom fiscal amassado do bar e nos entregou. O freguês em questão havia consumido batata frita e quatro energéticos, talvez fosse caminhoneiro. Inesperadamente, nossa trajetória havia sido atualizada naquele instante.

Perto da gente, um rapaz oferecia doses de gelatina com vodca para os frequentadores, faceiro por algum motivo que eu desconhecia. Fomos agraciados com dois copinhos de conteúdo suspeito de cor azul-detergente. Antes de beber, contudo, era preciso mostrar nossa devoção para com seu time do coração.

"Aos Raiders!", dissemos em voz alta e, depois, viramos em um só gole.

Estava explicada a empolgação.

Novo dia. Passamos o turno matutino fotografando prédios antiquados e automóveis abandonados. Aproveitei para fazer umas poses também. Ao cruzar o rio Colorado, era preciso adiantar o relógio em uma hora. Seguindo as dicas que tínhamos em mãos, rumamos em direção a Oatman. A estrada era estreita, sem acostamento, e as formações rochosas pontudas davam a impressão de que Papa-Léguas e Coiote atravessariam nossa frente a qualquer momento. O vilarejo, composto de *saloons*, armazéns e antiquários, de fato parecia ter sido habitado por xerifes bigodudos, bandidos mal-encarados e mocinhas com tranças no cabelo. Uma dupla de burros no meio da rua emprestava um charme extra ao território.

Quanto mais avançávamos a leste, mais baixas ficavam as temperaturas. Passamos por Kingman, Seligman e Williams. De um instante para outro, pinheiros branquinhos de neve corriam rapidamente pela janela do carro. A inclinação ascendente e a sensação de ouvidos tampados indicavam que Flagstaff, do alto dos seus 2.106 metros de altitude, estava logo ali. Escolhemos a cidade pela sua proximidade com o Grand Canyon, e em breve conheceríamos um novo casal de anfitriões. Donald e Cynthia eram seus nomes.

Além do endereço, a descrição do imóvel indicava que procurássemos por uma caixa de correspondência verde. Encontramos com facilidade e logo percebemos que a porta de entrada também estava pintada nesse mesmo tom.

Donald, também conhecido como Don, era um americano na faixa dos quarenta anos, de aparência amistosa e olhos azuis. O rosto arredondado ganhava um volume extra com a barba por fazer, e o cabelo raspado quase deixava passar despercebida a presença de duas entradas nas laterais da testa. Seria início de uma calvície? Cynthia, por sua vez, era natural da Irlanda e alguns anos mais velha que o marido. Exibia madeixas curtas naturalmente grisalhas, e a estatura baixa era proporcionalmente inversa ao seu bom temperamento. Exibia um ar maternal, do tipo que jamais te deixaria sair sem um agasalho.

Recebemos ajuda para levar as malas para dentro.

"Só antes de entrar, vou pedir para tirarem os sapatos", solicitou Cynthia gentilmente, enquanto ajeitava o capacho que iria acomodá-los.

E continuou:

"Nesta época as solas ficam melecadas com a neve, então acabamos adotando essa política."

Ao entrar senti um calor gostoso irradiando na metade direita do meu rosto. Havia fogo recém-aceso na lareira, e era como se estivéssemos em casa.

Minimalista. Esse era o adjetivo que melhor descrevia aquela morada (na verdade, acho que primeiro seria "amistosa"). Além do básico como geladeira, fogão, pia, mesa e cadeiras, a cozinha contava com uma quantia bastante reduzida de itens. Eu me refiro a panelas sem cabo fixo e dois *kits* de talheres retráteis, próprios para uso em acampamento, uma tábua de corte, algumas tigelas de cerâmica e um conjunto de copos. Um vazio preenchia o espaço das prateleiras superiores. "Como aquelas pessoas sobreviviam sem espiralizador de legumes, colheres medidoras e espremedor de batatas?", ponderei comigo mesma. Uma máquina lava-louça acoplada à marcenaria soava atípica em meio ao panorama, mas no decorrer da viagem percebi que o eletrodoméstico, considerado artigo de luxo no meu país, estava presente em 100% dos lares americanos que frequentamos.

Nenhum tapete para esquentar o ambiente nem estantes para vestir as paredes. Em caso de separação ou desentendimento entre os cônjuges, a partilha dos bens seria realizada facilmente, em parcas linhas. Garimpado em uma calçada do bairro, o conjunto de sofás de seis lugares e couro craquelado demonstrava sinais de desgaste nos assentos e braços. A densidade da espuma e o sistema de molas já amaciado pelo tempo faziam com que, ao sentar em posição de lótus, me sentisse abraçada pela robusta estrutura, tal qual um passarinho no ninho. Definitivamente, o que é velho para uns pode ser novo para outras pessoas.

 Contrastando com o restante da casa, tínhamos à disposição no nosso quarto uma televisão de trinta e duas polegadas com serviço de *streaming*, cabideiro, tábua de passar, ferro a vapor e um secador de cabelo ainda lacrado. Os móveis, novinhos em folha, aparentavam ter sido adquiridos em uma rápida visita à loja de departamentos mais próxima. Em cima da cômoda, uma bandeja com sachês de chá, prensa francesa, amendoim salgado e gotas de chocolate embrulhadas em papel alumínio imprimia delicadeza.

 "Desde quando vocês recebem viajantes em casa?"

 Cynthia respondeu:

 "É algo recente. Vieram umas oito pessoas antes de vocês. Entramos nesse negócio em busca de uma fonte complementar de renda. Nossa ideia é economizar algum dinheiro e mudar para o Havaí no próximo verão."

 Donald complementou:

 "A gente ama o oceano e queremos voltar a viver perto da água."

 Cynthia e Don eram pessoas do mundo. Não havia amarras que os prendessem a algum local. Conheceram-se na Austrália, moraram na Flórida e passaram cerca de um ano dividindo o exíguo espaço de um *trailer* com dois cachorros e uma meia dúzia de objetos pessoais. Preocupados com o meio ambiente, eram adeptos do vegetarianismo e da compostagem, e mostravam-se rigorosamente contra a política de liberação de armas de fogo vigente em parte do território americano. "*Conhecemos pessoas que não saem do seu estado porque não ficam um dia longe da sua arma. Isso é louco.*"

O estilo de vida dos dois me fez mentalizar a quantidade de tralhas que venho acumulando. Paulatinamente, tento praticar o desapego e focar no essencial, questionando se aquilo que carrego comigo tem utilidade e me faz feliz. Isso vale para tudo, desde papéis amarelados até pessoas com quem não existe mais afinidade. No início o processo é difícil, e garanto que vale a pena. Eu, que estava tão orgulhosa de passar noventa dias com um único modelo de bolsa e alguns poucos pares de sapato, tive consciência de que tenho bastante a evoluir.

Treze de janeiro, data de devolver o carro alugado que nos acompanhava desde a Califórnia.

"Quantos veículos vocês pretendem locar até março?", indagou Donald.

"Não sabemos ao certo. A intenção inicial era pegar um único veículo, mas a taxa de retorno seria muito alta."

"Entendo. Seria caro mesmo. E vocês não pensaram em comprar um usado?"

Donald reacendeu uma luzinha dentro de nós. Desde a concepção da viagem, nossos devaneios incluíam uma *pickup* antiga de linhas retas, banco inteiriço, retrovisor em aço cromado e diâmetro do volante aumentado.

Ele nos mostrou a tela do celular:

"Deem uma pesquisada neste site. Tem muitas ofertas." Analisamos os anúncios com calma. A maioria deles referia-se a *sedans* robustos de quatro portas, os quais remetiam à frota da polícia estadunidense. Infelizmente, aqueles em melhor estado extrapolavam o orçamento.

"E pensar que vendi meu outro carro alguns meses atrás", disse Donald. "Poderia emprestá-lo por um preço justo e não seria preciso nem passar o documento pro nome de vocês."

Pena mesmo. Acabamos alugando diversos carros no nosso trajeto até a Flórida. Alguns deles eram utilizados para longos intervalos interestaduais; outros, para passeios de apenas um dia. Quando possível, recorríamos ao transporte público ou à agilidade das nossas pernas, fosse em caminhadas ou andando de bicicleta.

E já que toquei no assunto bicicleta, preciso contar que, desde Porto Alegre, André vislumbrava a aquisição de duas dobráveis para nos auxiliar nos deslocamentos durante a viagem. Após analisar os valores do produto novo e do aluguel diário de uma magrela, concluímos que o investimento se pagaria em dez pedaladas – com a vantagem de que, no final dos três meses, as bicicletas continuariam sendo nossas. Ainda em Los Angeles, escolhemos dois modelos em uma loja *online*, mas o transporte desde o Michigan levaria mais ou menos dez dias, e na época não tínhamos um domicílio para cadastro em Flagstaff. Perguntamos a Vicky se por acaso ela não tinha algum conhecido nas redondezas e, algumas mensagens de texto depois, um logradouro foi providenciado.

Monitorávamos nossa compra constantemente e, assim que um *e-mail* com a confirmação da entrega chegou na caixa de entrada, escrevemos para nossa amiga virtual para combinarmos a retirada das bicicletas.

A resposta de Olivia veio logo em seguida:

Oi, queridos, tudo bem, e vocês?
As bicicletas chegaram, sim, estão na minha garagem. Podem passar amanhã no final da tarde, pois meu marido estará em casa. Gostaria de recebê-los para um jantar, mas nossa filha pegou um resfriado e as coisas estão um pouco corridas esta semana.
Cuidem-se!

Naquele dia exploramos o centro histórico de Flagstaff a pé, ainda que o termômetro marcasse 26,6 graus Fahrenheit, ou -3 graus Celsius. Eu dava risada cada vez que meu marido tentava transformar a temperatura mentalmente: "Diminui 32, aí divide por 2 e soma mais um pouquinho", repetia André. "Por que os americanos têm que ser diferentes do resto do mundo?", me perguntava em momentos de irritação. Estreei um par de botas forradas que herdara de Vicky, em mais um de seus generosos atos, e moldei meu primeiro boneco de neve da vida. Pequenos galhos secos encontrados no chão fizeram as vezes de braços e nariz.

Minhas pernas doíam de tanto andar. Ao chegar em casa, calçamos nossos chinelos de dedo sobre as meias grossas, formando assim um vinco entre o dedão e o indicador. "Cynthia! Olha isso! Eles também usam chinelos com meias!" Cynthia parou de mexer a panela com a colher de pau por alguns segundos e espiou nossos pés atrás da mesa. Ela então contou que preferia as meias que já vinham com o formato dos dedinhos e se divertiu quando André disse que essas eram proibidas para ele, pois havia nascido com dois dos dedos colados e que essa condição seria uma vantagem evolutiva principalmente em competições aquáticas.

Cynthia voltou-se para o fogão novamente. Ela preparava um creme de lentilhas aromático, e a essência de cominho que tomava conta da casa ao mesmo tempo acalentava o coração. Combinamos de lavar e secar a louça, como forma de retribuição. Donald, por sua vez, folheava um livro sobre criação de galinhas que havia retirado na biblioteca pública municipal, após horas investindo no mercado financeiro, como de habitual. "Nosso consumo diário de ovos é grande", justificou-se. Ele queria gemas alaranjadas e estava disposto a alimentá-las com uma dieta equilibrada de milho, cereais e algumas gotinhas de homeopáticos.

O bate-papo foi longo. Don havia tirado a tarde para remover o gelo acumulado sobre o telhado, decorrente da nevasca do último fim de semana. Máquinas da prefeitura também passavam limpando as vias principais do bairro. A neve, tão linda e tão sorrateira – basta escolher qual lado do espectro queremos evidenciar (ou melhor, aprendemos ao longo da vida a evidenciar). Poucos dias em Flagstaff foram suficientes para assimilar a complexidade desse fenômeno metereológico: estoura canos d'água, põe em risco a estrutura das casas e o esqueleto dos transeuntes e, quando começa a derreter, adquire uma coloração acinzentada nada charmosa, sem falar na consistência pegajosa de lama. Isso quando derrete sozinha, sem a necessidade de produtos específicos.

Cynthia e Donald também nos contaram sobre suas trilhas pelas Montanhas Rochosas do Colorado e nos apresentaram a três *hobbies* que até então desconhecíamos:

*geocaching, pickleball* e *disc golf*. O primeiro deles é como uma caça ao tesouro contemporânea, em que, através de um aplicativo de celular, você se conecta a outras pessoas para encontrar objetos escondidos por elas. *Pickleball* é um esporte que mescla elementos de tênis, *badminton* e tênis de mesa, enquanto *disc golf* é uma variante do golfe tradicional – os tacos são substituídos por discos, os quais devem ser arremessados em alvos de aço que se assemelham a gaiolas.

Falamos sobre economia, saúde, gastronomia, experiências e a etimologia do termo *gaúcho*, intercalando com disputas de Uno. Eles mostravam-se interessados em conhecer mais sobre a vida no Brasil. Contamos algumas particularidades sobre a educação e o sistema de saúde no nosso país.

Donald e Cynthia ouviram com atenção e fizeram algumas comparações com a realidade americana:

"Aqui a lógica da educação inverte-se um pouco. As escolas, majoritariamente gratuitas, são de boa qualidade. Já o Ensino Superior custa uma pequena fortuna, acessível a apenas uma parcela dos cidadãos. Não temos um sistema nacional de saúde como vocês, e os planos privados são bastante caros", comentou Cynthia.

Donald complementou:

"Se hoje um de nós fosse diagnosticado com leucemia, por exemplo, muito provavelmente teríamos que nos mudar pro México para conseguir fazer o tratamento."

Aquela fala me arrepiou e agradeci por termos providenciado um seguro-saúde. Em uma viagem, nossa atenção costuma voltar-se a atividades prazerosas de lazer – e não à quantidade de coisas que podem dar errado. Só que, mais cedo ou mais tarde, o princípio da realidade se instaura. E os incidentes acontecem. No nosso caso, o turismo hospitalar nos acompanha desde o primeiro trajeto internacional juntos, no longínquo ano de 2010. Nome do paciente? André Pieres, sempre ele. Chegamos ao ponto de viajar com uma receita de antibiótico em seu nome, para possíveis casos de emergência.

Durante nossa estadia em Flagstaff, aproveitamos para visitar Sedona, um município vizinho com topografia ímpar na região. Fizemos algumas trilhas por conta própria, e meu poncho de tricô Ralph Lauren não parecia ter sido uma boa escolha para a ocasião. Às rochas vermelhas era possível atribuir formatos imaginários distintos, assim como se faz com as nuvens, e as mais notáveis já haviam sido batizadas oficialmente de "catedral", "sino" e "cafeteira". Só não cabe revelar aqui o conteúdo dos desenhos que flanaram nos recôncavos da minha mente, sob risco de ser alvo de interpretação do leitor. André fez questão de dar uma averiguada pessoal na Cratera de Barringer, embora já houvesse se inteirado da atração uma série de vezes por imagens de satélite e reportagens, com dados precisos de diâmetro, profundidade, circunferência e composição do solo. Para quem não conhece, essa cratera consiste em um buraco gigantesco no meio do deserto, formado há aproximadamente 50 mil anos por um meteorito. Não sou capaz de estimar quantos campos de futebol cobririam sua superfície ou o número de caminhões-pipa necessários para preencher seu volume. Só sei que é um sítio impressionante – não apenas por suas dimensões superlativas como também pela história geológica do nosso planeta. No museu, que é feito sob medida para leigos como eu, tive lúdicas

## Su casa, mi casa

lições de Física, Astronomia e Geografia e acariciei um fragmento petrificado do corpo celeste que, por um detalhe na linha temporal, não colocou nossa espécie em extinção. Aprendi a diferença entre asteroide, cometa, meteoro e meteorito, mas, para guardar informações como essa, só repetindo muitas vezes ou sendo apaixonada pelo assunto. Na saída, uma lojinha posicionada estrategicamente oferecia bibelôs feitos de pedras semipreciosas e chaveiros customizados com a logomarca.

Nosso programa favorito na cidade, entretanto, era explorar ferragens, supermercados e lojas de artigos esportivos com Donald e Cynthia, enquanto os flocos de neve caíam lá fora. Compartilhávamos com ambos um gosto inusitado – o de passar horas percorrendo gôndolas e corredores, apenas pelo interesse de ver os produtos disponíveis, o *design* das embalagens e as novidades em geral, sem necessariamente ter uma intenção de compra. Embora nunca tenha sido escoteira e não me considere capaz de sobreviver 24 horas na selva sozinha (ou talvez mesmo por causa disso), me fascina a diversidade de itens pensados para situações de emergência, tais como cobertor à prova de fogo feito de fibra de vidro, bermuda com repelente de insetos, fósforo à prova de tempestade, adesivo que esquenta os pés e assim por diante. André usualmente checava a seção de objetos voadores e acabou tomando posse de seu segundo bumerangue e um *frisbee*. Também comprou botas impermáveis na REI, pois sua investida na neve com o par de All Star de estimação furado não foi exitosa.

Don nos deu uma carona até a residência de Olivia para buscarmos as bicicletas. No horário combinado, batemos na porta. Seu esposo foi quem atendeu, entusiasmado com nossas mercadorias. Mal nos apresentamos, ele disse: "As bicicletas estão na garagem, vou abri-la pra vocês pegarem. Estive olhando as caixas, e elas parecem muito legais. Sem falar que são feitas pela Ford!". Sim, bicicletas da Ford. Já que não rolou a compra de uma caminhonete, ao menos tínhamos um veículo alternativo produzido pela fabricante americana.

Estávamos ansiosos, e tão logo acordamos já começamos a mexer nas peças. André pegou uma chave de fenda emprestada com Donald, e em instantes as bicicletas estavam devidamente montadas e reguladas. "Olha que beleza esse quadro de alumínio!", exclamou emocionado. Ele ainda fez menção de levarmos as caixas originais conosco no carro, o que vetei de imediato. Às vezes eu tenho medo que meu marido se transforme naqueles senhores que nunca removem o plástico do banco do carro.

De chinelos de dedo e meias de inverno, nos posicionamos na frente de casa para testar o brinquedo novo, radiantes. Os pneus de aro vinte exigiam intensa movimentação das pernas para percorrer alguns poucos metros, e o centro de gravidade mais baixo dava uma sensação inicial de desequilíbrio. Desci até a esquina e fiz o retorno, testando todas as sete marchas. Acionado com facilidade pelo polegar, o botão da direita deixava tudo mais leve. Eu me atrapalhei algumas vezes, até me acostumar com a configuração. "Só não vai trocar de marcha quando tiver parada!", André achou por bem me alertar. "E aproveita pra testar os freios!" Triiiim! Triiiim! Triiiim! Acionei a campainha em sinal de positivo – e também para saudar um vizinho.

O que é felicidade para você? Essa é uma pergunta difícil, sobre a qual filósofos, pensadores e pesquisadores debruçam-se desde a Antiguidade. Inclusive dizem que aqueles que mais procuram são os que menos acham. Para mim, naquele instante, felicidade se resumia a um tênue equilíbrio sobre duas rodas. Uma alegria tão genuína quanto efêmera, daquelas que nos escapam depois de uma certa idade. Donald, sensível ao nosso contentamento, resgatou sua câmera digital com visor articulado e eternizou o momento. No meio do asfalto, emoldurados por uma cadeia de montanhas ao fundo, posamos sorridentes. Nós e as bicicletas.

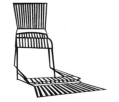

35° 41' 13" N 105° 56' 16" O

## 5. Santa Fe

Um quebra-cabeça. É assim que vejo o mapa geográfico dos Estados Unidos. Com exatidão, as peças parecem encaixar-se umas nas outras, em uma abundância de ângulos retos. Longitudinalmente nosso próximo quadradinho era o estado do Novo México, só que antes de alcançá-lo fizemos um desvio ao norte.

O debute das bicicletas seria no entorno do Grand Canyon, nada mais nada menos que uma das sete maravilhas do mundo natural. A ambição do nosso plano, entretanto, não resistiu ao clima congelante que fazia naquele dia. Placas de gelo acumulavam-se no chão e, para admirar a paisagem, era preciso agarrar-se com força às barras de contenção dos mirantes. Entre uma *selfie* e outra, escorregávamos com os braços entreabertos, em tentativas toscas de manter o equilíbrio e a dignidade (espero que os registros das câmeras de segurança já tenham sido apagados). O vento trazia algumas nuvens para perto, e suas sombras formavam um expressivo jogo de claro e escuro. Eu me percebi pequena em meio à imensidão da natureza e – prepare-se para a pieguice – chorei. Chorei por estar viva, por ter ao meu lado a pessoa que amo, por sentir o ar gelado na minha pele, pelas minhas perdas e pelo privilégio de vislumbrar aquele horizonte em degradê marrom. Uma inspiração que só as cenas naturais têm o poder de nos oferecer.

Em uma mureta de pedras, sentados lado a lado, fizemos questionamentos do tipo onde estaríamos agora se não tivéssemos nos conhecido e revivemos juntos histórias do passado. O primeiro encontro em uma batalha de *iPods*, em que na hora de ir embora André queria me passar seu endereço eletrônico e eu, num rompante de ousadia, pedi o número de telefone. A noite em que ele entrou na contramão em uma rua do bairro Cidade Baixa e, pela primeira vez, senti que minha presença no banco do carona o deixava atrapalhado. "Engata a ré, que não tem problema!", me recordo de ter recomendado. Também surgiram reflexões sobre o futuro, do tipo de que cor serão os olhos dos nossos filhos ou nem fala nisso, que se nascer com os cinco dedos e o sistema respiratório funcionando já está de bom tamanho.

"Quando eu morrer, quero que tu jogue as minhas cinzas num lugar bem lindo que nem este. Pode ser no Itaimbezinho", falei com serenidade.

"Para de falar isso! Tu sabe que eu vou ir antes de ti. Os homens morrem antes das mulheres. Olha na família da tua mãe, quantas tias viúvas nos últimos anos."

Acoplei a ponta do nariz nas reentrâncias da sua orelha para aquecê-lo.

"Mas eu tenho histórico de câncer de intestino dos dois lados. Vou gastar o dinheiro da previdência em colonoscopia."

"Isso da previdência é verdade", ele concordou. "Só não esquece de puxar meu plugue se eu ficar mais de um mês em coma. É sério isso."

Então fizemos um trato. Ambos fecharemos os olhos no mesmo dia, talvez em horários diferentes, tipo aqueles velhinhos que volta e meia nos comovem nas páginas dos jornais.

Para algumas das nossas perguntas não havia resposta. A única certeza era que o gigante Grand Canyon permaneceria firme e forte por milhões de anos, para além da nossa existência.

As cantinas do parque estavam todas fechadas. Buscando atalhar o caminho até o meio-fio da calçada, meu pé afundou uns vinte centímetros na neve. Havíamos levado nossos sanduíches na mochila e, na hora do lanche, lembramos de enviar uma foto para Andrew, nosso amigo da Califórnia.

*Oi, Andrew,*

*Aqui é Mariana e André, o casal brasileiro que tentou ingressar no Parque Nacional da Sequoia alguns dias atrás (sem sucesso) e encontrou você no museu. Se lembra que você pediu para avisarmos sobre o acesso ao Grand Canyon? Então, estamos aqui. Está aberto, e não há cobrança de entrada durante a paralisação. Tem gelo em todo o percurso e o vento é congelante, mas o tempo está limpo e ensolarado, com lindas vistas. Nós amamos!*

*Segue uma foto para mostrar a você nossa felicidade neste lugar maravilhoso. E você e sua esposa, tudo bem? Foi muito bacana encontrá-lo durante nossa viagem. Nós já terminamos com todas as frutas que você nos deu. Estavam deliciosas! Por favor, nos responda se você receber este e-mail e mande algumas notícias.*

Ao anoitecer, a atmosfera estava limpa e gelada. À medida que íamos nos afastando do desfiladeiro, tanto as pedras como o firmamento ganhavam tonalidades pastel, azul e rosa. A presença de uma família de cervos no meio da estrada interrompia o fluxo de veículos que saía do parque, e a Estrela Polar nos acompanhava.

Nos dias que se sucederam, passamos pela cidade de Page, para conhecer uma outra obra-prima da natureza, chamada *Horseshoe Bend*. O ponto consiste em uma curva em formato de ferradura por onde corre o rio Colorado. Através de um mirante, era possível ter uma visão da água e dos paredões rochosos que a circundam – e tudo inacreditavelmente gratuito. Para além do processo erosivo único que se descortinava à nossa frente, era interessante perder alguns minutos espiando as pessoas a tirar fotografias à beira do precipício. Um casal com braços torneados ocupava um disputado espaço, tentando fazer uma posição de ioga a dois. Sirsasana, Vrschikasana, Halasana. Não sabia que posição era aquela. Desisti de acompanhar na quinta tentativa. Com obstinação, o homem içava a companheira pelos braços, na busca de mantê-la horizontalmente para além da sua altura. Achei um pouco arriscado e até irresponsável – espero que o número de curtidas tenha compensado.

Próximas na fila, o grupo de amigas penava para registrar um pulo coletivo em sincronia, parecendo se divertir com aquilo. "Três, dois, um, já!", gritavam em uníssono, para voltar a ensaiar o ato novamente. Mais ao lado, outro menino ensaiava um truque de ilusão de óptica, encaixando um resquício de sol sobre suas mãos, como se o astro rei ali repousasse. "Haja *bytes* pra armazenar tudo isso aí", resumia André com rabugice.

Seguimos viagem e adentramos terras indígenas, o que significa motéis medianos com diárias caras e supermercados com o piso sujo e sem bebidas alcoólicas. Uma espécie de miragem formava-se a cada quilômetro, ganhando graus de nitidez e realidade na divisa com o estado de Utah. Na planície do deserto, em meio ao nada, imponentes rochas vermelhas de arenito erguiam-se, ainda mais impactantes que as encontradas em Sedona. Chegávamos ao Monument Valley, embora um piscar de olhos nos fizesse pensar que havíamos sido teletransportados para Marte. Mesmo sem nunca ter pisado ali antes, o entorno soava muito conhecido, haja vista a quantidade absurda de películas filmadas no local – John Wayne que o diga. O parque, sob administração da tribo navajo, foi percorrido com nosso próprio carro. Fizemos questão de ir até o Forrest Gump Point, na US-163, e aproveitamos para imitar a antológica cena em que o personagem Forrest Gump, interpretado por Tom Hanks, para de correr. Ah, se o pessoal de Page nos visse!

Cerca de 530 quilômetros nos separavam de Santa Fe, no estado do Novo México. O aplicativo de mapas apresentava três diferentes trajetos, e acabamos escolhendo a opção que Donald recomendara previamente, via Shiprock e Farmington. Fizemos duas paradas técnicas: uma para almoço e outra para o café da tarde. Cada vez que entro em uma cafeteria americana, chama atenção a quantidade de sabores e essências disponível. Baunilha, rum, chocolate, avelã. Especiarias, caramelo, manteiga de amendoim, canela. Tem bebida para todos os paladares, seja na versão xarope, em pó ou líquido cremoso (*creamer*) – este último em embalagens de 1,5 litro e bomba de pressão acoplada, que se assemelham a um condicionador tamanho família. Conservadores, eu e André optávamos por café passado na hora, e nada mais. Quer dizer, eventualmente ele adicionava um pouco de leite, e eu não ficava sem umas gotinhas de adoçante. Também reparo o fato de as pessoas virarem o açúcar sem mexê-lo depois (não fica tudo no fundo?), ainda que bastões descartáveis feitos de madeira de reflorestamento estejam distribuídos em um compartimento de metal ao lado dos canudos e guardanapos. Nesses lugares sinto uma vontade inexplicável de assumir uma persona distinta, no que tange ao nome anotado no copo. Julia, Carolyn, Alice. Ou então Jennifer, Ashley, Kate. Poderia ter arriscado qualquer um deles. Mariana é um pouco difícil para um americano. O som anasalado não lhes pertence. Facilitei o trabalho do jovem atendente com fones de ouvido no pescoço e verbalizei um sintético "Mary".

No meio do trajeto, enviei uma mensagem a Richard, o senhor que nos hospedaria nos dias vindouros. A estimativa era chegar entre sete e oito da noite. Um horário beirando o inadequado para bater à porta de um septuagenário, mas ele pareceu não se importar. "Dirijam com cuidado", foi o que recomendou. Eu estava ansiosa para conhecê-lo. Na plataforma *online* de acomodações, o espaço destinado à fotografia do usuário mostrava uma pintura expressionista dos seus traços faciais, acompanhada de uma autodescrição: "*Sou inglês, romancista, músico, carpinteiro e escultor. Solteiro. Dois filhos adultos. Em Santa Fe desde 1991. Tranquilo e gentil.*" O número de hóspedes reincidentes e o extenso rol de comentários favoráveis impressionavam da mesma forma:

"*Estadia deliciosa com música, sol pela manhã e estrelas à noite. Uma energia tão boa na casa. Recomendaria com certeza. Obrigada, Richard!*"

"*A casa de Richard é muito acolhedora. Arte e música são claramente importantes para ele, e sua casa reflete isso. Aproveitei verdadeiramente o ambiente e o excelente café da manhã.*"

Estava escuro e demoramos para encontrar o endereço, num bairro residencial distante do centro. As ruelas eram muito semelhantes, e por um momento parecíamos andar em círculos, como um cachorro que caça o seu rabo. Recuadas nos fundos dos terrenos, a maioria das casas ficava escondida por cercas vivas.

19:42 piscava o relógio.

Entramos na propriedade indicada pelo GPS. André acendeu a luz alta. Os rastros de pneus no chão coberto de neve balizavam nosso caminho.

"Será que é aqui mesmo?", ele duvidou por um instante.

"Vai mais um pouco", encorajei-o. "A numeração está correta, só pode ser."

Ao desligar o motor do carro, uma melodia invadiu o espaço. Ainda que abafadas pelas grossas paredes da casa, as notas de *Für Elise* soavam inconfundíveis. Paramos para ouvir por alguns instantes. Através da vidraça embaçada, reconheci o rosto de Richard. O olhar fixava-se em algum ponto da parede, a postura um pouco curvada. Finalizado o concerto de boas-vindas, ele levantou-se para abrir a porta.

"Boa noite", proferiu em voz baixa.

Richard vestia um *look* vermelho da cabeça aos pés e uma longa corrente de prata cujo pingente transformava-se em um monóculo. De imediato notei a diferença entre suas meias, visíveis no intervalo entre o sapato Oxford e a barra italiana da calça de alfaiataria com corte seco. Bolinhas azuis no pé direito. Listras brancas no esquerdo.

Cada ambiente da casa ecoava traços da sua personalidade. Percorrê-la significava defrontar-se com móveis de madeira torneados, candelabros repletos de velas, bustos de mármore, lustres vitorianos, taças de cristal, plantas, cortinas de linho, quadros com molduras entalhadas, tapetes paquistaneses e artefatos decorativos em geral. Maximalista – o oposto de Donald e Cynthia. Na cozinha, uma cesta com frutas, aveia e pedaços de bolo embalados estava à nossa disposição.

"Podem se servir à vontade", ele disse. E continuou, com seu jeito polido: "Usem o que quiserem, só não mexam nessas duas portas."

Na porção do armário à qual ele se referia, enfileiravam-se meticulosamente, em vidros de fundo grosso e tampas douradas foscas, especiarias como *curry* e *garam masala*, oleaginosas, frutas secas e outros itens daqueles que se podem comprar a granel em lojas de produtos naturais. Pertenciam à companheira Lisa, e, mesmo após alguns anos de relacionamento, Richard parecia não saber como ela conseguia ser tão regrada com sua ingestão calórica.

Ainda naquela noite trouxemos as bagagens para dentro e tínhamos verdadeiro receio de que nosso quarto não fosse suficiente para armazená-las. Apesar da tentativa de rodar com o mínimo possível, a cada dia algum item era adicionado ao nosso arsenal. O que começou com duas malas, duas mochilas e uma bolsa a tiracolo aumentou de forma exponencial para duas bicicletas (ao menos nos desfizemos das caixas ainda em Flagstaff), duas bombonas de cinco litros de água (André tem histórico de pedras nos rins, acho bom ressaltar) e ao menos três sacolas retornáveis: uma com produtos perecíveis como manteiga, iogurtes, leite, geleia, frutas e verduras; outra com cereais, biscoitos, pães, pimenta moída, azeite de oliva, vinagre balsâmico e sal; e a última contendo potes plásticos com sobras de refeições anteriores. Acho que não mencionei até agora, mas as bicicletas eram transportadas em bolsas de tecido com alças, adquiridas em conjunto. Richard surpeendeu-se com nosso interminável entra e sai e, antes que fosse capaz de verbalizar qualquer coisa, André tratou de tranquilizá-lo: "Não se preocupe, não temos nenhum corpo aqui dentro". Sucedeu-se uma gargalhada.

No dia seguinte, fazíamos o desjejum, quando uma moça mais ou menos da minha idade sentou-se ao nosso lado. Ela deixara Nova York e dirigia sozinha até Los Angeles, para onde estava de mudança. Seus pertences estavam no carro, e Santa Fe fora escolhida como local de parada para uma noite. Durante a tarde, ela carregaria as baterias em um *spa* nas montanhas. "Que ótimo programa", pensei, quase me oferecendo para ir junto. Pensei também como uma pessoa pode cansar de Nova York, ao menos foi o que ela comentou no início da nossa conversa.

"Sabe como é, tudo é muito longe, os aluguéis são caros, custo de vida alto, a família está distante, tem trânsito, poluição, tenho que pegar vários metrôs por dia."

"Entendo", balancei a cabeça em sinal de positivo. Infelizmente a rotina e a exposição frequente a um estímulo têm esse poder de transformar até o Central Park em algo corriqueiro, e, passado algum tempo, talvez ela volte a enxergar poesia nos seus antigos problemas. Enquanto turistas, vejo que acionamos o viés da positividade e quase tudo é festa, por mais insípido que seja o lugar.

A luz que entrava pelo vitral em meia-lua e se refletia na pilha de revistas de arte contemporânea deixava examinar com mais clareza os detalhes da moradia. Uma série de tábuas de madeira descansava sobre cadeiras. Livros espalhavam-se por cantos inesperados como o aparelho de ar condicionado. *Odisseia, Moby Dick, Hamlet, A Divina Comédia, Guerra e Paz*. Na gaveta dos talheres, um faqueiro em prata envelhecida e cabo arredondado, daqueles que se vê em listas de presente de casamentos e precisa de uma turma de amigos para cobrir o valor. Com posição solar desprivilegiada, tanto a cozinha como o banheiro do corredor tinham claraboias de vidro instaladas no teto, permitindo a entrada de iluminação natural. "Dá até para ver as estrelas", impressionou-se André. Além do nosso quarto e da suíte dos anfitriões, havia outros três aposentos para locação, todos com alta rotatividade.

Nas minhas pesquisas, aprendi que Santa Fe era uma cidade muito antiga, de colonização indígena e espanhola, com raízes mexicanas e detentora de uma suposta aura mágica. Era considerada a capital mais alta dos Estados

## Su casa, mi casa

Unidos, tendo, por seu patrimônio cultural e histórico, atraído intelectuais, artistas e aventureiros do mundo inteiro nas últimas décadas. A casa de Richard acompanhava o estilo das demais edificações: telhado plano, quinas arredondadas como se fossem contornadas pelas mãos, toras de madeira saindo transversalmente pelas paredes e cor de barro típica do adobe, um material rudimentar preexistente aos tijolos modernos.

Ao andar pelas ruas, em especial na Canyon Road, era marcante a densidade de galerias de arte, levando em conta uma população de 84 mil habitantes. Os vendedores eram solícitos e não pareciam se importar com nossas inspiradoras incursões dentro das lojas, tentando decifrar o conteúdo simbólico por trás das pinceladas de artistas como Laura Ellis e Joel Green.

Em Santa Fe nos regalamos com um almoço no restaurante La Plazuela, situado em um hotel defronte à praça principal e famoso pela gastronomia regional. A *hostess* fez questão de levar as bicicletas até a recepção e prometeu cuidar delas enquanto fazíamos nossa refeição. André escolheu um rocambole de carne de búfalo guarnecido com purê de batatas, vegetais da estação e molho de tomate, e eu optei por pimentões verdes recheados com uma mistura de queijos. Ele fez menção em dividirmos os pratos, apesar de saber que não gosto.

Mais ou menos cinco da tarde, retornamos para casa. Os três graus negativos pareciam rasgar a superfície da pele, a despeito do uso de ceroulas e camadas de blusas. André, que esqueceu de levar o par de luvas, era incapaz de sentir as mãos, alternando-as compulsivamente entre o guidão e o forro do casaco. Absolutamente mais ninguém caminhava pelo trajeto, muito menos andava de bicicleta. Em caso de algum problema no caminho, a combinação era acionar a campainha – toques intermitentes indicavam perigo. Enquanto descongelávamos no *hall* de entrada de Richard, outro hóspede aprochegava-se: "Prazer, sou o Brian". Assim como a moça da mudança, Brian era de Nova York. Morava no Queens e abrigava-se ali pela segunda vez: "Estejam certos de que fizeram a melhor opção de hospedagem em Santa Fe. Esse homem que vos recebe é simplesmente sensacional". Brian era engenheiro químico e viera ao Novo México para um retiro espiritual. Logo ficamos a par de suas convicções sobre o cosmos, a origem das espécies e o poder da energia que vibramos. Com afinco, ele tentava nos explicar a teoria de Immanuel Velikovsky sobre a influência de planetas como Marte e Vênus nas catástrofes da Terra e recomendou uma iniciação à obra *Mundos em colisão*. Naquele momento começaram a fazer sentido todas as descrições que havia lido sobre o misticismo de Santa Fe.

Ao contrário do cidadão comum americano, Brian tinha um conhecimento menos superficial sobre o Brasil e a América Latina.

"De onde vocês são? São Paulo, Rio de Janeiro?"

"Somos naturais de Porto Alegre, estado mais ao Sul do Brasil. Fazemos fronteira com países como Uruguai e Argentina."

"Faz frio lá como aqui?"

"Não tanto como aqui, mas temos temperaturas baixas no inverno. As quatro estações são bem definidas. Atualmente o calor é de matar."

"Você não parece tanto brasileira", ele ponderou.

Fiz uma breve explicação sobre a colonização europeia no Rio Grande do Sul, no início do século XX.

"Ah sim, acho que já ouvi sobre isso. A modelo aquela Gisele Bündchen não veio da tua terra?"

"Sim, veio."

"E de onde partiram os seus antepassados?", perguntou curioso.

"Por parte de pai, da Alemanha e, por parte de mãe, do Vêneto, na Itália. Meu sobrenome é Bauermann, que significa homem da terra. Pra tu ter uma ideia, meu pai fora alfabetizado em alemão e aprendeu português como segunda língua. Até hoje troca o 'b' pelo 'p' e o 'j' pelo 'x'."

"Que interessante."

"E em muitas cidades as pessoas falam diferentes dialetos, como o italiano e o polonês."

"E o presidente recém-empossado? Vi algumas comparações com Trump."

Concordei com sua hipótese, e seguimos em uma conversa amistosa sobre questões político-culturais. Enquanto isso, uma notícia sobre o Brasil era destaque negativo no noticiário televisivo internacional. Vinte e cinco de janeiro de 2019. Dia do rompimento da barragem de Brumadinho, em Minas Gerais. Acontecimento que ficará eternamente registrado no meu sistema episódico de memória, assim como o acidente do voo TAM 3054 (fazia um intercâmbio em Brisbane, na Áustralia), o falecimento de Amy Winehouse (trafegava em um táxi na rambla de Montevidéu, Uruguai), a renúncia do papa Bento XVI (lia as manchetes do dia em Seattle, Washington) e a morte de David Bowie (andava em uma feira de artesanato em Chiang Mai,

Tailândia). Ficamos perplexos com as imagens da enxurrada de lama, bem como com a dimensão daquela tragédia, que se assemelhava à de Mariana, ocorrida três anos antes. De canto de olho, Brian sentenciou: "Taí o momento pro governante de vocês mostrar a que veio".

Aproveitando o interesse de Brian sobre os nossos costumes, na manhã seguinte fiz questão de introduzi-lo à bebida símbolo dos pampas. Não sou consumidora voraz de chimarrão no meu dia a dia e também não sou do time que carrega sua cuia e veste a camisa do Grêmio onde quer que esteja. Quando falei com André sobre meu desejo de levar os utensílios do mate na viagem, ele desdenhou da ideia prontamente. De certa forma com razão, pois o consumo de erva foi mínimo, e retornamos à capital gaúcha com um pacote lacrado (leia-se meio quilo de peso morto dentro da mala). Achei que poderia ser um passatempo saudável durante as horas de estrada, e em alguns momentos cumpriu esse papel. De qualquer maneira, foi uma forma de nos aproximarmos dos americanos com quem convivíamos. Pedi licença e fui fazer o chimarrão no lavabo, para evitar cuspir o primeiro gole de água na pia da cozinha.

Ambos ficaram muito intrigados com o "copo" em formato ovalado.

"Que madeira é essa?", perguntou o engenhoso Richard.

André esclareceu em tom didático, sem ser pedante.

"Na verdade trata-se de um porongo, um fruto não comestível. É um dos materiais mais tradicionais utilizados."

"E o 'canudo', é aço inoxidável?"

Nota de rodapé: por "canudo" entende-se a nossa conhecida bomba.

"Exatamente, mas também existem modelos em ouro e prata."

Eles acharam cômico o fato de haver chimarródromos espalhados pelos parques e centros comerciais do nosso estado.

André complementou:

"Mesmo sendo o auge do verão, os gaúchos estarão carregando sua cuia na areia escaldante."

Também sorriram quando contei que o uso é compartilhado, que é comum dividirmos gotículas de saliva com colegas de trabalho em reuniões e até mesmo desconhecidos em filas de banco e que está na moda personalizar seu próprio *kit* com pérolas, pingentes, cordões, frases motivacionais gravadas a *laser* e enfeites de *biscuit* no formato de abelhas, fadas, gaúchos pilchados e até mesmo personagens como Chapolin Colorado.

A roda de chimarrão estava formada. Como bom britânico, Richard concluiu que se tratava de uma espécie de chá (só faltava querer colocar uma dose de leite). Servi a água quente, e sua reação inicial foi mexer justamente na bomba.

"Nã Nã Nã Nã Não!"

Falei de modo imperativo, para então embasar teoricamente:

"É proibido mover o canudo, senão corremos o risco de entupimento."

Richard convenceu-se.

"Ok, vamos tentar de novo."

O primeiro gole rasgou a garganta do nosso anfitrião, que logo na sequência me entregou a cuia de volta:

"Oh, é amargo!"

Expliquei que normalmente as pessoas sorvem todo o conteúdo antes de passarem a vez e que o barulho de um ronco seria o indicativo para tal. Brian, que acompanhava a cena desde o início, encorajou-se e disse: "Pode deixar que vou até o final." Richard aproveitou nossa interação para mostrar suas últimas invenções. Descemos com ele até o subsolo, onde escondia sua oficina. O local era um verdadeiro santuário para discípulos do Professor Pardal como André, com bancadas de diferentes alturas, chaves, serrotes, alicates, esquadros, pregos, brocas, martelos, plaina, lixadeiras, serras, tupia, parafusadeira e furadeira. Naquele momento ele dedicava-se à confecção de tábuas de madeira, as mesmas que havíamos visto na sala de jantar. Explanou como fazia para juntar diferentes cepas e gerar desenhos e formatos únicos. Richard ansiava por uma remessa de ébano africano que encomendara semanas antes.

Em outra linha de montagem eram produzidas esculturas cinéticas de metal, as quais se movimentavam graciosamente com o soprar do vento. Vimos algumas expostas no jardim da residência, além de dois pássaros soldados que emergiam do *rack* acoplado ao teto do carro. "Olha como eles dançam!", empolgou-se ao tocar com delicadeza a ponta de um prato de metal, o qual desencadeava uma reação em cadeia em outros pratos menores, como um móbile de bebês, só que para adultos.

Ao retornar para o térreo, ele nos contou que sabia pilotar aviões e fez questão de exibir um retrato para comprovar o feito. Perguntamos sobre seus romances, e ele foi direto pegar um exemplar para folhearmos. Sobre um dos pianos, a justaposição de pontos formava a imagem de um barco a vela no meio do oceano, que se tornava cada vez mais realista à medida que nos distanciávamos da parede e que revelava seu passado em alto-mar: "Vivi mais de um ano em Mallorca, sozinho em uma embarcação".

Richard parecia atender a todas as recomendações que eu repetia nas consultas com pacientes idosos: seja ativo física e mentalmente, mantenha um estilo de vida saudável, cultive relações interpessoais, engaje-se em alguma atividade prazerosa. Tambor. Cortina. Sino. Café. Escola. Pai. Lua. Jardim. Chapéu. Fazendeiro. Nariz. Peru. Cor. Casa. Rio. Tantas vezes repeti essa lista de palavras. Em cinco tentativas, certamente ele evocaria mais de quarenta vocábulos. Funções de lobo temporal preservadas. "Você está satisfeito com a sua vida?", "Você tem muita fé no futuro?", "Pra você é difícil começar novos projetos?". Perguntas rotineiras que às vezes eu mesma tinha dificuldade de proferir para quem já estava no último terço da vida. Acho que ele responderia "sim" para todas elas.

Lisa, por outro lado, encontramos no máximo duas vezes. Suas respostas sucintas não estimulavam um diálogo mais profundo. Numa dessas ocasiões, ela nos disse que viera de Nova York. Sim, mais uma. E no Brasil proliferam réplicas da Estátua da Liberdade. Lisa apreciava preparar seu próprio alimento e vislumbrava, quem sabe um dia, morar na França. Era visivelmente mais nova que Richard e tinha uma filha adolescente de outro casamento. Ambos pareciam complementar-se nas suas diferenças. Sincera, Lisa afirmou não gostar de conversar. Ironicamente nos forneceu duas das mais preciosas dicas da viagem: "Experimentem colocar óleo de gergelim tostado na salada e visitem o vilarejo de Taos. Lá sim eu sinto a magia no ar".

A frase de efeito de Lisa funcionou e providenciamos um carro econômico para subir a serra. Era um sábado frio, seco e ensolarado. A distância em relação a algumas cidades do Colorado já apareciam nas placas de trânsito: Pueblo, 149 milhas; Denver, 260 milhas; Aspen, 328 milhas. Taos me pareceu uma Santa Fe em escala reduzida, daqueles lugares bucólicos onde a vida passa mais devagar. Permaneciam as construções de adobe, a influência dos índios e as igrejas seculares. No início da tarde, fomos tomados por um sono profundo e paramos em um estacionamento para descansar. O que era para ser uma soneca de quinze minutos se transformou em um desmaio de quase duas horas.

Despertei dos braços de Morfeu com a consciência obnubilada.

"Que horas são?", perguntei a André.

"Deixa eu ver. Quatro e oito."

"E o povoado aquele que a gente ia ver?"

"Deve ter acesso livre. Vamos consultar o oráculo Google."

"Vixe, fecha às quatro e meia da tarde. E cobram ingresso."

"Sério? Já era então. Ao menos temos motivo para voltar no futuro."

Adaptamos nossa programação e saímos a caminhar sem rumo. Depois de alguns cliques no *smartphone*, André sugeriu uma ponte em arco.

"Vamos lá. É a décima ponte mais alta dos Estados Unidos. Aqui pertinho."

Valeu a visita, mesmo sem ostentar o selo da Unesco como o povoado. Chamada de "Ponte do Desfiladeiro", sua estrutura de aço ligava duas porções de terra distantes 388 metros. Percorremos toda sua extensão a pé. Caprinos selvagens com chifres circulares pastavam despreocupados, ignorando a iminência de rolar abismo abaixo. Vinte e quatro horas por dia, aparelhos de telefone interligados a uma central de gerenciamento de crise ofereciam um último sopro de esperança a potenciais suicidas, num sítio onde seis indivíduos tiram sua própria vida a cada ano. Aguardei André fazer sua série de experimentos, que consistia em observar a trajetória de queda de diferentes pedrinhas ao longo dos seiscentos pés de altura.

 Chegamos em casa e um casal desconhecido circulava pela sala. "Devem ser hóspedes novos", conjecturei. Eles se apresentaram e puxaram assunto. Vinham do interior de Montana, estado na remota fronteira com o Canadá. Suas idades regulavam com as nossas. Juntos há quase vinte anos, tinham três filhos – um adolescente e duas crianças em idade escolar. Todd, o marido, era a personificação do lenhador setentrional: barba fechada, camisa xadrez de flanela, calça *jeans* rasgada e coturnos militares, daqueles que matam a flechada um alce para alimentar seu clã nos longos e gelados meses de inverno. "Esse ganhou meu respeito", confessou André mais tarde.

 Os dois nunca haviam saído dos Estados Unidos, não falavam outro idioma e estavam em Santa Fe para comemorar o aniversário de casamento. "Nem lembro a última vez que saímos sozinhos", falou a mulher. Senti um tom de desabafo e acho que o fato de ter revelado minha formação profissional estimulou o comentário (no Brasil, esse fenômeno costuma acontecer principalmente em viagens intermunicipais de ônibus, com os cidadãos da poltrona lindeira). Acreditei de imediato, haja vista o tamanho da prole, e validei seus sentimentos genuinamente.

Depois de uma sequência de seis noites, chegava a hora de dar tchau. Antes, contudo, fizemos questão de comprar uma tábua de madeira confeccionada a mão pelo nosso anfitrião. Richard gostava de imaginar para onde iria cada uma das suas tábuas e sentia como se sua arte o conduzisse a alguma dimensão da eternidade. Às vezes ele demorava para terminar as encomendas, pois não era todo dia que se sentia inspirado. Entre dezenas de exemplares, nossa escolhida caracterizava-se por veios visíveis e um formato irregular que poderia ser uma raquete de *squash*, um limão-siciliano ou um peixe daqueles que inflam o corpo quando se deparam com um predador. *Hickory* e *padauk* eram as matérias-primas. Presa ao orifício na ponta do cabo, uma etiqueta indicava origem e procedência das madeiras, arrematada com a assinatura de Richard.

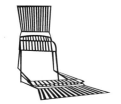

30° 16' 2" N 97° 44' 35" O

# 6. Austin

Era um domingo quando partimos de Santa Fe em direção ao Texas. Nossa programação a curto prazo consistia em almoçar em Albuquerque, ainda no Novo México, e dormir duas noites na estrada, para só então chegar a Austin. A expectativa por Albuquerque era grande. É na cidade que a série *Breaking Bad* havia sido gravada, e tudo o que queríamos era visitar a residência de Walter White, assim como o lava-jato utilizado para os negócios escusos do personagem principal.

Fixada na entrada da casa pelos atuais moradores, uma placa de metal desestimulava a exploração do local: "Tire suas fotos do outro lado da rua. Não nos incomode". Assim mesmo, sem rodeios. O lava-jato, por outro lado, era bem mais convidativo. Permanecemos por quase uma hora dentro do estabelecimento, enchendo nossos refis de café ao som de música clássica. Uma verdadeira ópera sem diálogos. Primeiro ato – os carros cobertos de poeira e lama enfileiravam-se no pátio externo, introduzindo assim nossa composição dramática. Segundo ato – embalados por acordes de violinos, os mesmos veículos seguiam em uma espécie de esteira, como se fosse uma linha de produção. Terceiro ato – esguichos de água e sabão sincronizavam com o grave dos violoncelos. Quarto ato – o maquinário especializado entrava em ação, massageando a lataria, as rodas e os vidros de uma forma que alternava entre vigor e suavidade. A orquestra toda atuando em conjunto. Aquele momento em que o regente, com o rosto enrubescido, expressão lunática e batuta em riste, antecipava o ato final. Por baixo da densa espuma, os carros limpinhos, como se nunca tivessem saído da concessionária.

E já que estávamos por Albuquerque, a refeição do meio-dia não poderia ser em outro lugar. Los Pollos Hermanos, lá vamos nós! Ou melhor: Twisters, esse era o nome oficial da lanchonete. Dotado de um charme decadente, o ambiente caracterizava-se por uma série de mesas de fórmica, daquelas que parecem ter sido feitas para pré-adolescentes grudarem chicletes mascados embaixo do tampo. No piso cerâmico 30x30 tipo B, eu identificava imperfeições no canto das peças, pequenas manchas esbranquiçadas (presumo que água sanitária não diluída), pontos de limo no rejunte e um sutil desnível no conjunto final, enquanto os ventiladores de teto giravam apenas o suficiente para deslocar guardanapos de papel amassados.

Trocamos mais de uma vez de lugar. O número reduzido de clientes reforçava nosso comportamento indeciso. "Que tal ali nos sofás?", propus após analisarmos todo o entorno. "Assim ficamos mais longe do barulho". André achou uma boa ideia. Na televisão de plasma pendurada na parede, a abertura de *Breaking Bad* era repetida *ad infinitum*, com os elementos químicos da tabela periódica pipocando entre nuvens de fumaça. Na ânsia pela reprise de algum episódio, foquei por um tempo na sequência de imagens.

"O que significa BR, mesmo?"

"Brasil?", André retrucou como se fosse uma coisa óbvia de se responder.

"Não! BR, o elemento químico. Olha ali!"

"Ah, tá. É Bromo."

E continuou com o *quiz*:

"E o P, tu sabe?"

"Ah, essa é pega-ratão! Eu NÃO vou responder Potássio!"

"Opa, o que que é então?"

"Fósforo, né!"

"Aí sim, essa é minha menina!", e me deu uma piscadinha.

O pedido 385 estava pronto. Conferi no canhoto que recebera no pagamento, e o número era mesmo o nosso. Arroz, feijão e tacos. A cada mordida no quitute mexicano, um líquido ralo do recheio de frango escorria no prato. Ao olhar para o açucareiro sobre o balcão, André observou uma mosca se debatendo entre as paredes do vidro. "Moça, tem um inseto aqui dentro!" A atendente, que não demonstrava muita motivação com o seu trabalho, foi incisiva. Com um único movimento de mão, desrosqueou a tampa metálica com bico dosador, deixando a mosca escapar. "Pronto." E botou o recipiente de volta no lugar.

Refeição feita, rodamos por cerca de duas horas pela Interestadual 40. O sinal da internet móvel estava fraco e demorou para que conseguíssemos identificar as opções de acomodação. À moda antiga, entramos em um estabelecimento aleatório para sondar se havia vagas. Ninguém na recepção e nenhum certificado de excelência do Tripadvisor. Entre um calendário com os dias do mês de janeiro cortados por um 'xis' vermelho (vinte e seis no total) e um vaso com gérberas artificiais e pedrinhas coloridas, o pote das gorjetas preenchido com parcas moedas de vinte e cinco centavos me fazia crer que o atendimento deixava a desejar. Tocamos a campainha. Após alguns minutos, o dono apareceu. Era um senhor de bigodes, que parecia ter saído de um conto dos irmãos Coen. Ao longo da testa, as rugas paralelas bem marcadas conferiam uma aparência de cansaço. A dicção rápida e arrastada dava a impressão de que as palavras eram pronunciadas com dois palitos de dente no canto da boca. Entre uma frase e outra, um arroto inacreditavelmente barulhento escapou e, pasmem, ele continuou a falar. Após desdenhar do fato de buscarmos um dormitório com frigobar no meio oeste, fomos rejeitados na cara dura. Ele então nos instruiu a cruzar o pórtico da cidade, pois encontraríamos o que precisávamos. Logo atrás da gente, um rapaz segurava um cabide de madeira com uma roupa íntima feminina pendurada em uma das extremidades. "Encontrei isto num canto do meu quarto. Também não recomendo ficarem aqui."

    Seguindo pelo itinerário programado, em Fort Sumner passamos em frente a um museu intitulado *Billy the Kid*. "E aí, será que vale a pena?", lancei a pergunta como quem não quer nada. Já estávamos distantes uns dois quilômetros do local. "Assim só pelo nome, acho que vale dar uma chance", André respondeu ao mesmo tempo que desviava para o acostamento. Nosso conhecimento sobre Billy não ia além da informação de que se tratava de um pistoleiro foragido. No fôlder da atração, os visitantes eram convidados para uma viagem ao passado, através de uma coleção que incluía carros antigos, objetos pessoais do fora da lei e artigos militares. "Por aqui já está bom", André referiu-se à butique, que comercializava desde relógios de prata a filtros dos sonhos com muitas camadas de penas.

Logo após atravessarmos o limite entre os estados do Novo México e do Texas, uma placa de trânsito verde com as bordas em branco nos saudava. No centro, a bandeira da estrela solitária desenhada em linhas curvas parecia tremular no topo de um mastro, com os dizeres "Bem-vindo ao Texas" e "Dirija amigavelmente – o jeito texano" ao seu redor. Pressupus que, num território historicamente conhecido pelo culto ao belicismo, haveria palavras mais apropriadas para descrever o *modus operandi* local. Aliás, acho legal isso de cada estado americano ter uma placa licenciada própria, apresentando alguma frase ou símbolo típico da região (também adoro que essa customização se estenda às placas dos carros, as quais podem ostentar inclusive preferências pessoais do dono, como a logomarca do seu time de beisebol). Até esse momento da viagem, minha preferida era a do estado de Utah, ornamentada com uma fonte *vintage*, a ilustração estilizada de uma paisagem natural do estado e o bem bolado *slogan* "Vida elevada", representando uma existência de aventuras em altas altitudes. Divaguei quais figuras e mensagens seriam escolhidas por gaúchos, paulistas, capixabas, potiguares, amazonenses e outros povos brasileiros para receber os viajantes. Entre os símbolos oficiais do Rio Grande do Sul, acho que meu voto iria para o quero-quero. Sempre alerta para defender seu ninho.

Conforme rodávamos pela estrada, estabelecia-se o predomínio de lavouras de trigo em período de germinação, rebanhos de gado ora pastando ora sesteando à sombra das árvores, silos para armazenamento de grãos, cata-ventos de jardim e caminhonetes corpulentas que se confundiam com caminhões de carga. Não fosse pelas bombas de extração de petróleo e pelos celeiros vermelhos com telhado gambrel, eu poderia dizer que estava na região da Campanha.

"Deco, já pensou a gente morando num celeiro desses?"

"Bah, demais!"

"Dava pra colocar tudo que a gente gosta. Pé-direito alto, telhado com tesouras de madeira aparentes, ambientes integrados."

Ele continuou:

"Luminárias industriais pendendo lá de cima, grandes aberturas pra entrada de luz. Ia ter lugar até pro meu estúdio de bateria!"

"Aí o engenheiro vai ter que pensar no isolamento acústico!", recuei já antecipando meu desconforto ao ter de dividir o foco entre as páginas de um livro e o som das baquetas nos pratos *Zildjian* série K.

"Shh... Shh... Shh... Fica tranquila, que o projeto tá em mente", falou dando leves batidinhas na minha perna.

Su casa, mi casa

Ponteiro da gasolina na reserva. Hora de abastecer o carro. U$2,49 o galão (3,79 litros), mostrava o *outdoor* do posto mais próximo. O valor camarada (menos da metade do valor no Brasil) propiciava a ostentação de entrar no primeiro estabelecimento que aparecesse. André estacionou em frente a uma das bombas. Ao sair do carro, se deu conta de que o tanque estava do lado oposto. "Vou ter que manobrar de novo", suspirou. Uma vez acertada a posição do carro, inseriu o cartão de crédito, retirou a mangueira de abastecimento e apertou no botão referente ao tipo de gasolina que queria. Nos Estados Unidos, é o cliente quem faz as vezes de frentista. Enquanto ele abastecia, fui até a loja de conveniência. Voltei com um talco antisséptico para calçados que meu marido tanto queria. "Toca pra Snyder!", brinquei enquanto afivelava o cinto de segurança. Era lá que passaríamos nossa segunda noite de sono na estrada.

No dia seguinte, peregrinamos por pequenas localidades, como Winters, Coleman, Brady e Llano, que eram muito semelhantes umas às outras. Avenida principal, igreja, praça, caixa d'água. Poderes Executivo, Legislativo e Judiciário. Daqueles lugares onde o funcionário do serviço postal encontra o endereço guiando-se pelo nome do destinatário, em detrimento do logradouro. Grudadas umas nas outras, as edificações com platibandas davam a impressão de que se tratava unicamente de fachadas. Será que os proprietários dividiam a mesma parede lateral? No segundo piso, quando havia, predominavam janelas estreitas de guilhotina, cujas folhas inferiores deslizavam verticalmente para cima. A ausência de recuo em relação à calçada favorecia o acesso dos habitantes ao comércio disponível. De relance vi que o ponto de encontro dos aposentados parecia ser em frente às instituições bancárias. Talvez falassem sobre cotação de grãos, taxas de juros, eventos climáticos como estiagem ou excesso de chuvas, ou eventos corriqueiros da comunidade. Em cada estabelecimento onde entrávamos, as pessoas nos olhavam como se soubessem que não éramos dali. Entre uma sala comercial vazia com a parte superior do toldo verde rasgada e um cinema de rua que exibia o *blockbuster Aquaman* nas sextas e sábados, uma loja chamou nossa atenção. "Since 1949", dizia na vitrine. O segmento era confecções. Pelo corte e modelagem das calças, eu arriscaria dizer que algumas peças vestiam os manequins esbeltos sem cabeça desde o dia da inauguração. Lâmpadas fluorescentes presas ao forro de isopor banhavam o interior do ambiente com uma intensa luz branca, quiçá interferindo de maneira negativa na tomada de decisão sobre as compras. Era muito mais comprida do que poderíamos supor do lado de fora. Ao andar pelas araras com cabides de diferentes formatos, materiais e tamanhos, ficavam claras as preferências do público-alvo: camisas xadrez de manga curta, camisas xadrez de manga longa, colete, cintos com pesadas fivelas de metal, chapéus de feltro e botas. Muitas botas. "É capaz de ter alguma coisa *grunge* aqui no meio", André abriu espaço no meio das roupas, sem se deixar abater pelos cartazes publicitários com ídolos *country*.

No Gaúcha Atualidade, os apresentadores traziam informações detalhadas sobre as buscas pelos desaparecidos em Brumadinho. A Vale perdia bilhões em valor de mercado, Bolsonaro passava por uma cirurgia para retirar a bolsa de colostomia que usava desde o ataque na campanha eleitoral, um tornado deixava mais de cem feridos na capital de Cuba, o atacante Neymar fraturava o dedinho do pé direito e a Praça Vermelha em Moscou encontrava-se coberta de neve, após uma tempestade no final de semana. Alegrava-nos o fato de que, mesmo nos recônditos do Texas, fosse possível matar a fome em alguma filial da Pizza Hut ou, mais impressionante ainda, em algum restaurante asiático de propriedade familiar (em processo de transição entre a primeira e a segunda geração). Nesses lugares, a barreira linguística costumava ser um excelente indicador sobre a qualidade da comida. Quanto mais dificuldades para fazer o pedido, mais intenso o sabor do *curry*. Ficávamos igualmente extasiados com a quantidade de antiquários pelo caminho. O mais completo deles, em Brady, escondia raridades como louças, lampiões, latas de querosene, chifres, cartas de amor, meios de comunicação, trajes de época, fechaduras, máscaras, imagens sacras, cabeças de animais empalhadas, arcadas dentárias, enciclopédias, bonecos de porcelana, retratos de pessoas mortas e até mesmo instrumentos obstétricos retrô. Eu me segurei para não levar uma hélice de 1,80 metro que pertencera a um veterano da força aérea americana.

Por vezes atravessar o estado parecia tarefa interminável. Pudera: a área do Texas é considerada a segunda maior do país. O hodômetro do carro marcava 1.117 quilômetros quando chegamos em Austin, sendo o início da contagem ainda no quintal de Richard. A transição entre o vazio da autoestrada e a alta densidade de veículos e viadutos da cidade foi rápida. Aquele momento crítico em que é necessário assumir o papel de navegadora para ajudar a identificar as saídas corretas. Quando o GPS fala para manter-se à direita, desconfie. Pode ser que você precise mesmo é mudar de pista.

Era cedo da noite e o proprietário não estava em casa. Ele havia nos avisado que sairia para jantar com amigos. "Será que posso parar aqui?", André se referiu à vaga em frente à garagem, cuja porta branca era ornamentada com duas arandelas acesas. "Acho que não tem problema", respondi. "Alguém que escolhe a palavra *popcorn* como senha da internet só pode ser gente boa. Depois colocamos na rua se for o caso."

Pelo tamanho da residência, eu diria que uma família de cinco pessoas morava no local. Tinha dois pisos, e a largura das venezianas era visivelmente menor que o tamanho dos vidros. "Talvez por isso estejam todas abertas", pensei. Digitamos a senha da fechadura eletrônica. Ao abrir a porta, uma escadaria nos convidava a iniciar a exploração dos ambientes pelo andar de cima. Outra combinação de algarismos era necessária para acessar o quarto, localizado no final do corredor.

Tão logo levei minhas malas, comecei a arrumar as coisas. Com o cuidado de não deixar as rodinhas sobre a colcha, tirei os calçados dos sacos de feltro, movi os blusões e as calças para a cômoda, abri os rolinhos de camisetas, pendurei meus casacos em alguma ordem preestabelecida no roupeiro embutido e acomodei o pijama sobre o travesseiro direito (para fins de proteção, meu lado da cama é sempre o mais distante da porta). Atos que me aproximam de uma rotina mesmo longe de casa – e que alimentam meu superego com uma sensação de controle. André, em contrapartida, deixa suas peças acumularem-se na mala. Não raro algum par de meias é esquecido no fundo e, caso precise encontrá-lo, uma pequena explosão têxtil se instala. Estávamos nos recolhendo quando Yellen bateu. Encostada na cabeceira, eu fazia uma palavra-cruzada de nível médio. Conforme o esperado, tratava-se de um jovem sorridente. Aos vinte e poucos anos, vivia em Austin sozinho e alugava dois dormitórios da casa. Nascido em Angola, reativou seu repertório de Português para conversar conosco. Entre alguns deslizes na concordância verbal e concordância nominal, ele exclamava: "Como é bom falar minha língua de novo!". Infelizmente aquela seria nossa única interação presencial. Yellen tinha viagem marcada a Aspen no dia seguinte, onde aproveitaria para esquiar. De forma solícita, passou dicas de restaurantes e do que fazer na cidade: biblioteca pública, piscina Barton Springs, capitólio do estado, Zilker Park, *campus* da Universidade do Texas, bares da 6th Street e grafites no Castle Hills. Lamentou não ser a melhor época para observação de morcegos, uma das atrações mais procuradas pelos turistas. "Desfrutem sua estadia e sintam-se em casa", recomendou ao se despedir.

Tarefa dada é tarefa cumprida. Sozinhos em casa, podíamos deixar nossos pertences espalhados pela sala, migrar para o sofá em noites de azia e/ou insônia, colocar a música que quiséssemos sem atrapalhar ninguém e até mesmo pichar a parede externa dos fundos. Antes que me chamem de anarquista ou algo do gênero, deixa eu explicar: Yellen oferecia latas de tinta *spray* aos hóspedes. Sanchez, Gray, Cameron e Myka já haviam passado por lá. Próximo à frase

*I'm glad you exist*, rabisquei uma bandeira do Brasil e um padrão geométrico em azul, rosa e amarelo. Espaçoso e tecnológico, seu lar era pensado para confraternizações. Potentes caixas de som espalhavam-se no térreo, todas interligadas por um sistema *wireless* e comandadas pelo toque do celular, enquanto as lâmpadas trocavam de cor mediante um simples pedido em voz alta. No minibar, garrafas de *whisky*, tequila e gin tônica com os níveis pela metade e, na garagem, um estúdio com holofotes, câmeras e um sofá de fazer inveja ao da Hebe Camargo.

Cada vez que nos hospedávamos em uma nova residência, brotava a mesma pergunta: como essas pessoas conseguem abrir suas casas para completos estranhos como a gente? Em conjunto, eu e André chegamos à conclusão de que não atingimos esse grau de maturidade. Tenho calafrios em pensar que um desconhecido poderia quebrar uma xícara de estimação ou manchar o tapete com vinho tinto, e André não conseguiria viver com a possibilidade de alguém manusear seu toca-discos e encostar as mãos engorduradas nos sulcos dos vinis. Minha origem de terceiro mundo também me faz refletir sobre questões de segurança e educação. Fico admirada por ninguém depredar ou furtar o patrimônio privado alheio, assim como pelo respeito às regras de convivência em grupo. Algo semelhante ao que sinto quando entro em um trem na Europa: parece impossível que a população pague por um *ticket*, mesmo sabendo que nem sempre haverá guardas para fazer a conferência.

Jovem e moderninha, Austin conta com diversos murais grafitados, *food trucks*, cafés fofos (principalmente no bairro South Congress) e transporte público eficiente. É sede de festivais culturais importantes como *Austin City Limits* e *South by Southwest* e seu lema não oficial, impresso em adesivos, camisetas e demais *souvenirs*, consiste no imperativo *Mantenha Austin estranha*. O fato é que gostei bastante da cidade – o que talvez me torne um pouco estranha também.

Aproveitamos nossos dias para folhear livros diversos na estonteante biblioteca municipal, nos informar sobre a história política do estado, refazer a esmaltação das unhas com um senhor vietnamita e, a despeito da ausência de treinos, correr às margens do rio Colorado. Reconheço que não fui muito longe nas minhas passadas, pois trinta dias sem exercícios físicos mostraram-se suficientes para perder boa parte da capacidade cardiorrespiratória adquirida ao longo de um ano inteiro. De qualquer forma, foi prazeroso e me motivou para voltar à ativa no nosso regresso.

Curtimos uma noite no Elephant Room, clube recomendado veementemente por Yellen, e percorremos as lojas de disco locais em busca de novos discos. A cidade é famosa por ser a "capital da música ao vivo", tendo revelado desde Janis Joplin e Willie Nelson a bandas independentes como Spoon, Okkervil River e White Denim. Outra instituição de Austin é o churrasco. Como bons gaúchos, estávamos curiosos para prová-lo e formar nossa própria opinião. O grande diferencial do método texano é o longo processo de defumação, que confere sabor e suculência únicos à carne. Em vez de espetos e carvão, comuns no Rio Grande do Sul, são utilizadas grelhas e lenha. O cozimento, por sua vez, ocorre através do vapor da queima da madeira, em uma estrutura cilíndrica fechada.

Em Austin, alguns desses lugares adquiriram notoriedade mundial, com filas de espera sete dias por semana. Decidimos encarar a empreitada, e Franklin Barbecue foi o nosso escolhido. A primeira tentativa foi frustrante, pois o movimento quase nos fazia acreditar que estavam oferecendo almoço grátis. Um funcionário que fazia a contagem do número de pessoas cordialmente nos convenceu a desistir. Acabamos voltando dois dias depois, às 9 da manhã e equipados com chimarrão, canga e revistas para passar o tempo. Uma vez dentro do local, cada cliente escolhia o pedaço de carne que desejava (linguiça, peito bovino, costela de porco, porco desfiado ou peito de peru), assim como os acompanhamentos, que costumavam ser os mesmos em todas as churrascarias (salada de batata, repolho, feijão, picles de pepino, rodelas de cebola, molho picante e fatias de pão branco industrializado – este último, na minha opinião, poderia ser substituído por uma farofinha). Após pegar a bandeja de plástico azul, sentar-me na mesa coletiva ao lado de outras pessoas e utilizar folhas de papel pardo no lugar de pratos, tive uma sensação de *déjà vu*.

"Deco, sabe o que isso tudo tá me lembrando?"

"Fala."

"Festa dos noveneiros no salão paroquial de Tapera."

André achou divertido e concordou.

"Verdade. Só lá tu conseguiria um furo na fila com algum conhecido pra pegar a carne."

E prosseguiu:

"Por outro lado, escapamos do bingo."

E aí, valeu a pena? – você pode estar se perguntando. Eu diria que sim, mesmo levando em consideração os cento e oitenta minutos que levamos entre chegar no local e mordiscar um *brisket*. E é melhor que o churrasco gaudério? Aqui o bairrismo e a memória afetiva falam mais alto. Mesmo que eu julgasse o assado do Texas superior, jamais iria admitir. O campeão de todos eles continua sendo aquele feito aos domingos pelo meu pai. De qualquer modo, caso um dia você estiver em Austin e não tiver tempo ou paciência para uma ida ao Franklin, Cooper's BBQ é uma opção bem honesta. A propósito, nossa única discussão da viagem foi no dia em que almoçamos no local. Vagávamos pela Congress Avenue, um mais faminto que o outro (nota mental: uma banana na bolsa pode salvar o casamento). André queria andar sem rumo, parando nos restaurantes que aparecessem pelo caminho. "Poxa, tu não acha mais lógico a gente pesquisar no celular as opções que existem aqui perto?", ponderei, talvez alterando o tom de voz e já identificando uma situação gatilho. "Assim vamos direto ao ponto." Pela cara amarrada, ele não parecia aprovar a ideia. A situação, insignificante desde o princípio, foi ganhando proporções maiores, transformando-se em troca recíproca de acusações e uma série de distorções do tipo "Tu sempre quer fazer do teu jeito", "Eu disse que não ia ter nada aberto neste horário" e "Não tem nada de bom nesse cardápio". De barriga cheia, fomos capazes de romper com o ciclo negativo e seguir adiante. Alimentamos nosso estômago e, por consequência, nossa racionalidade. Numa viagem desse tipo, ninguém podia se dar ao luxo de ficar dois dias de cara amarrada.

Por telefone Yellen avisara que um hóspede chinês estava chegando na casa. Ouvimos alguns passos procedentes do quarto ao lado e o barulho do chuveiro. Nosso colega, no entanto, não estava a fim de interações sociais. Saía para rua sem ao menos olhar para o lado, ainda que estivéssemos fazendo nosso desjejum na cozinha. Dessa vez não houve o protocolo das despedidas. Lavamos os pratos que restavam na pia, transferimos a roupa de cama para o cesto de roupas sujas, compactamos algumas embalagens para colocar no lixo seco, regamos uma jiboia e escrevemos uma mensagem no *scrapbook* do aparador da entrada. Fiz menção de descartar uma porção de arroz no triturador de alimentos, ao que André se impôs: "Pode deixar que eu termino tudo".

Uma última olhadinha para dentro e fechamos a porta. Mas não estávamos sozinhos. Retirei o telefone do bolso traseiro da calça, que vibrara por um momento.

*André e Mariana, que bom ter notícias de vocês. Fico feliz por terem visitado o Grand Canyon. Desculpa pelo atraso em responder de volta. Em anexo também envio algumas fotos recentes tiradas ao redor da minha casa. Espero que a frase a seguir esteja correta, e não falando algo ruim após a tradução para o português: Eu gosto de visitar com você e espero que você aproveite o resto de suas férias.*

Era um *e-mail* de Andrew Miller, nosso amigo do museu de Three Rivers.

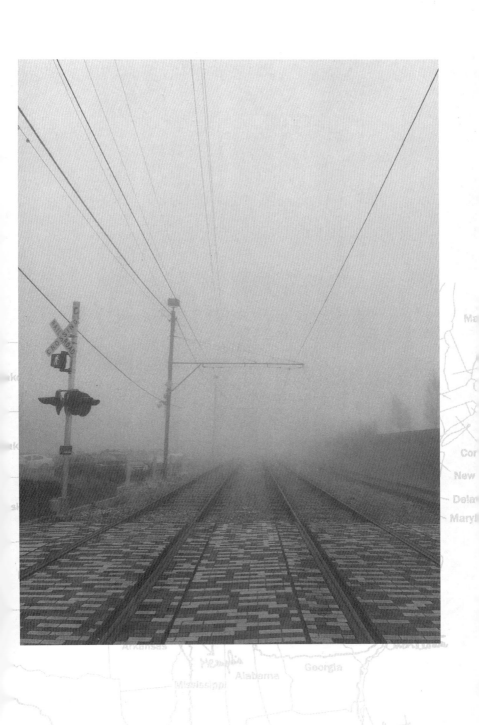

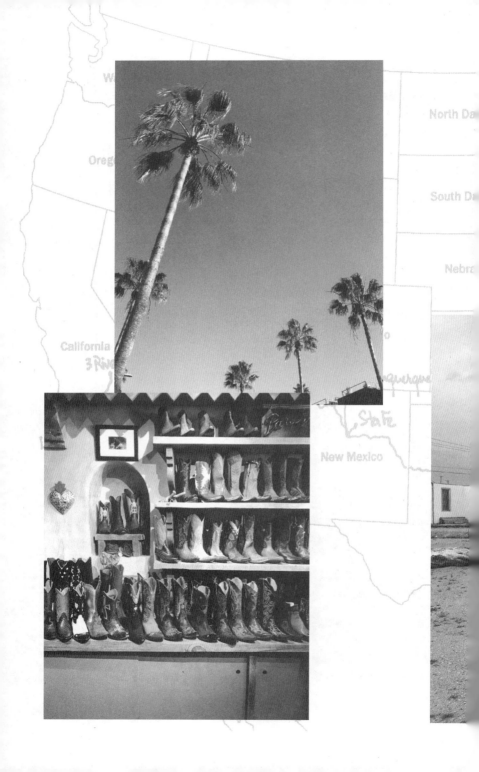

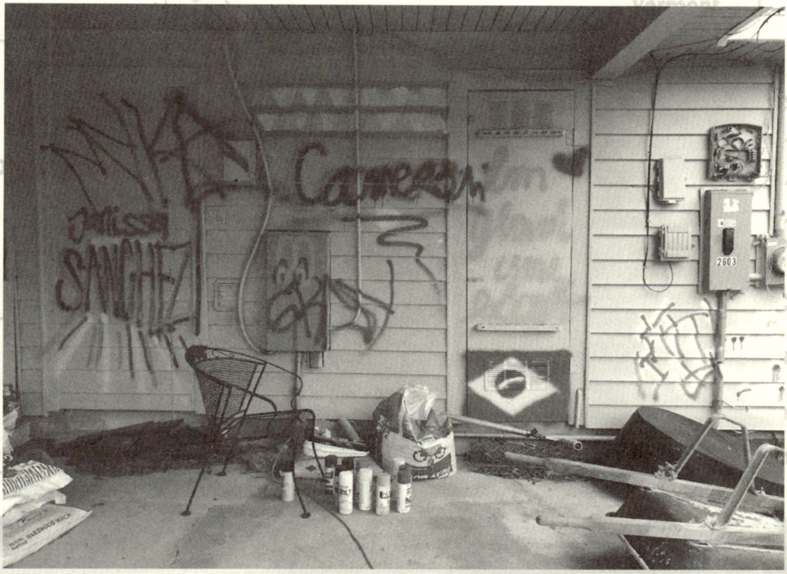

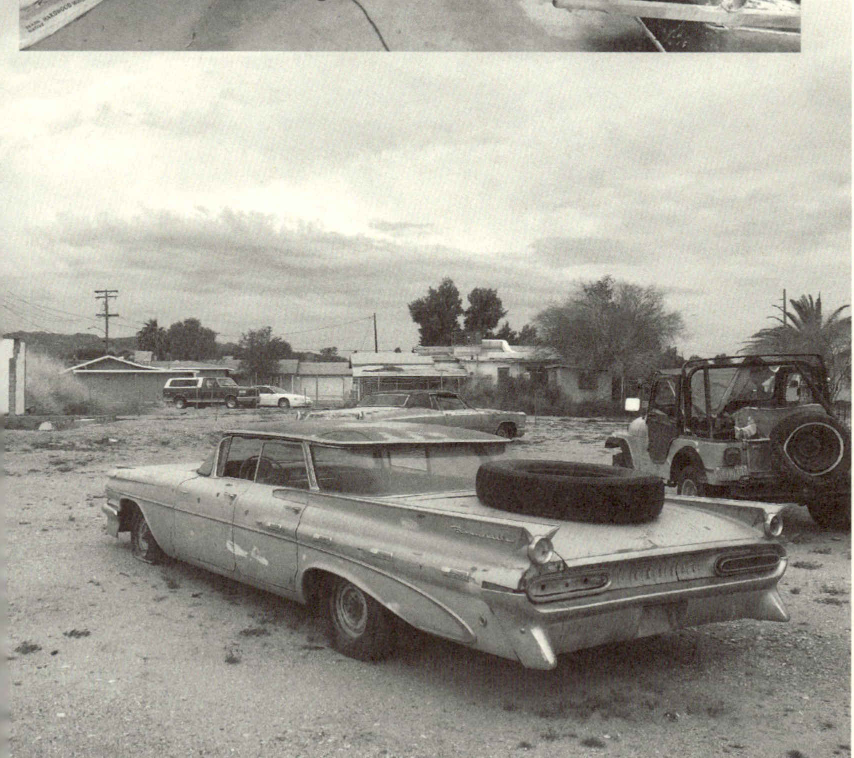

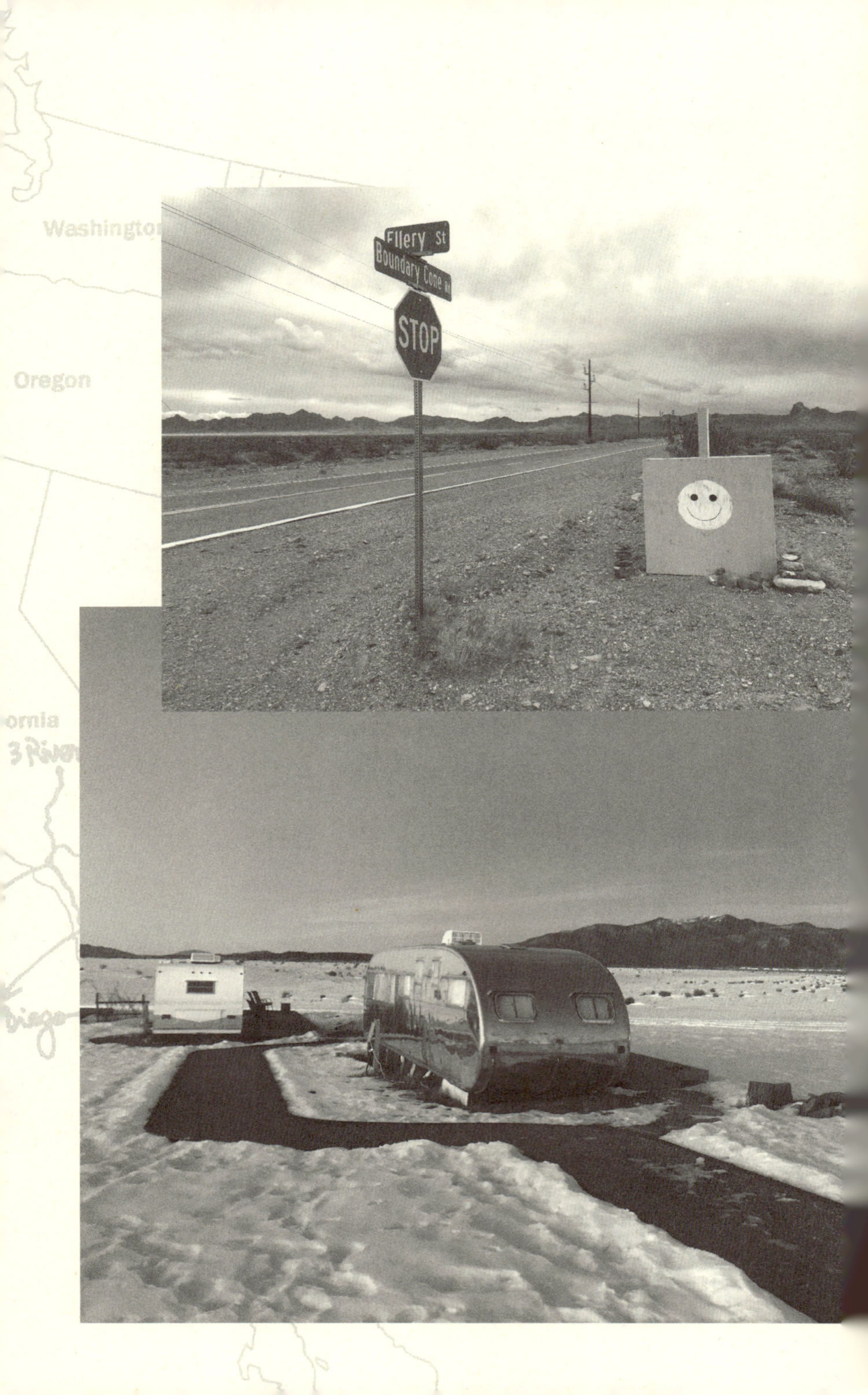
Washington
Oregon
ornia
Ellery St
Boundary Cone Rd
STOP

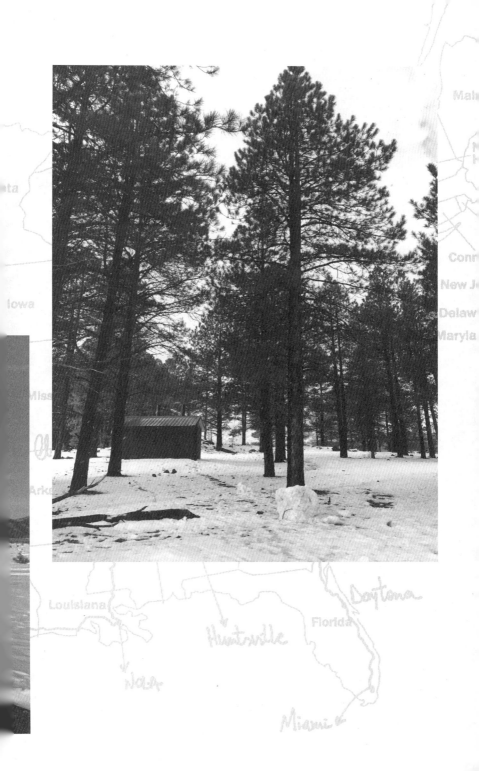

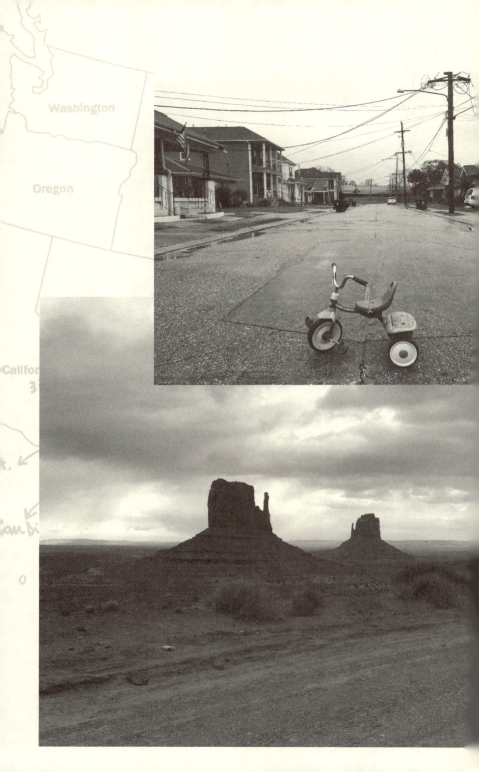

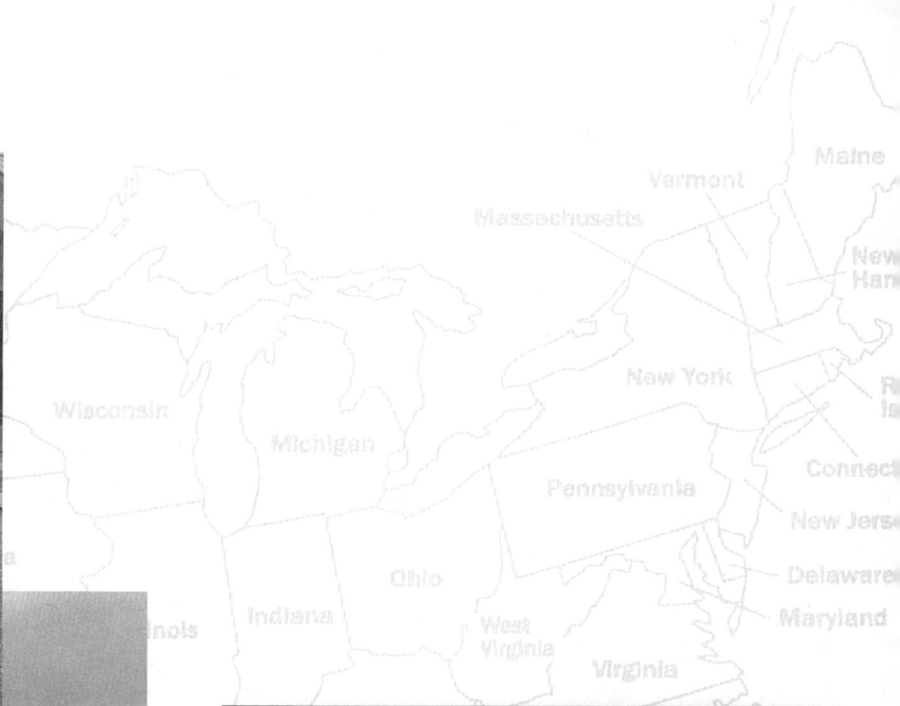
Maine
Vermont
Massachusetts
New York
Wisconsin
Michigan
Pennsylvania
Ohio
Indiana
West Virginia
Virginia
Delaware
Maryland

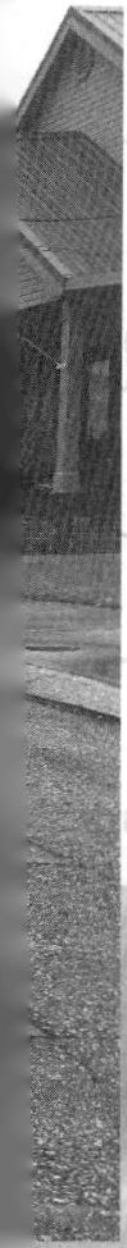

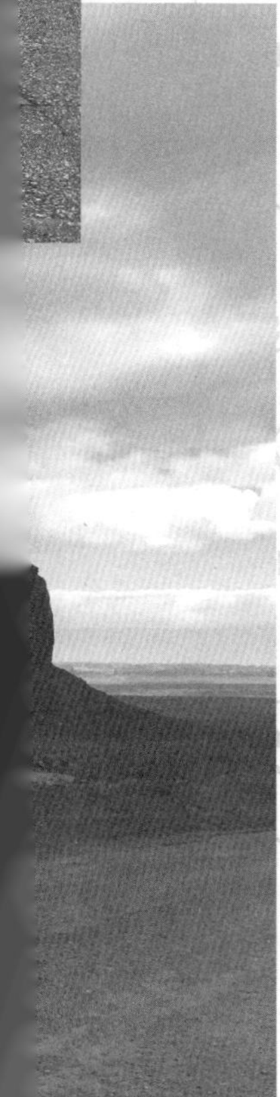

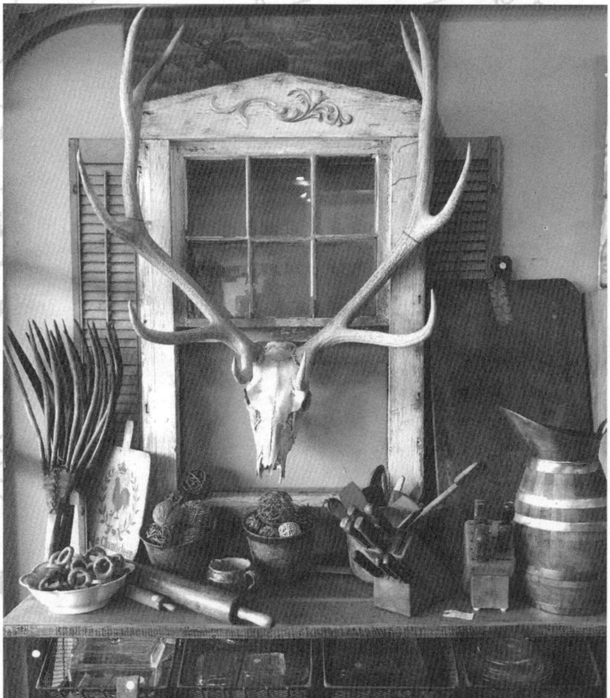

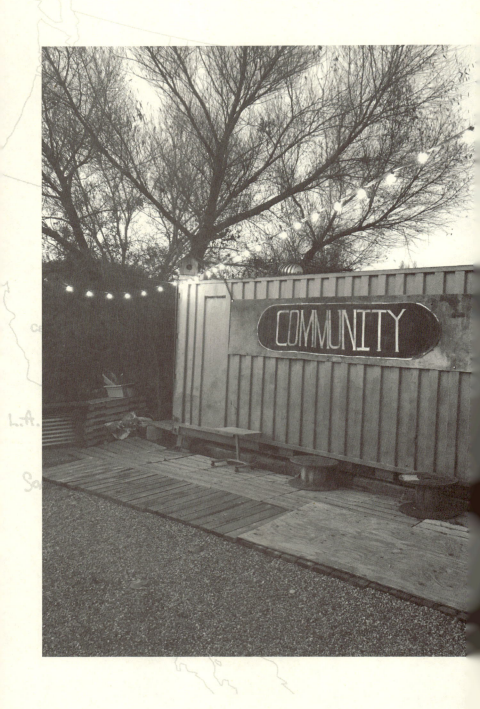

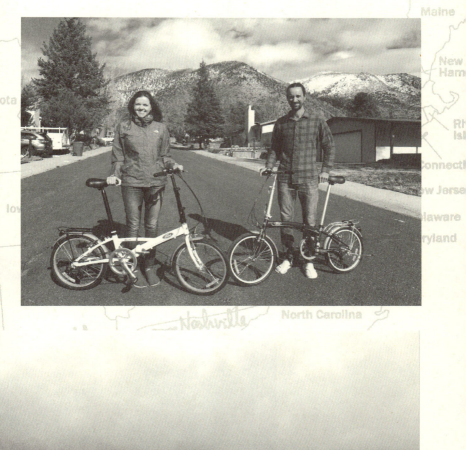

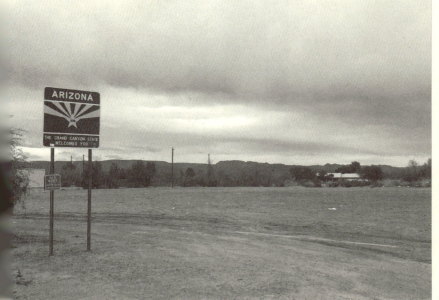

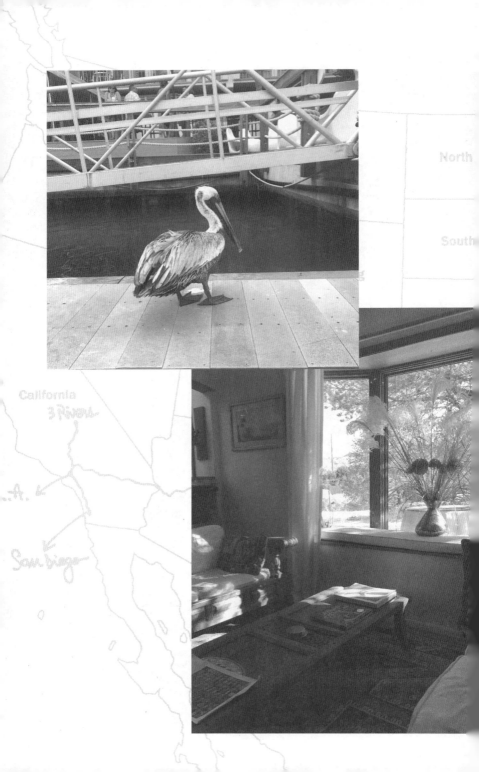

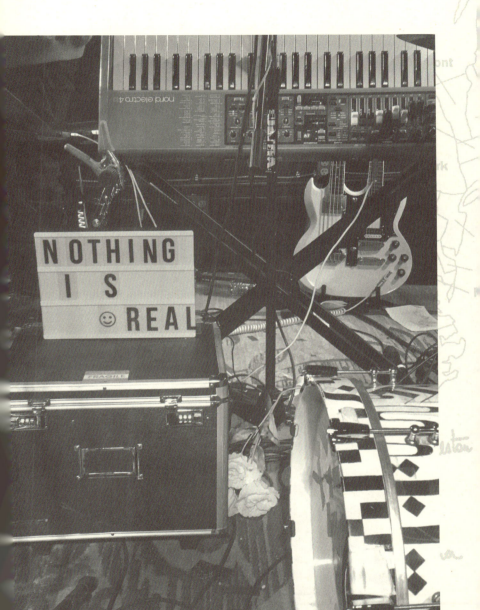

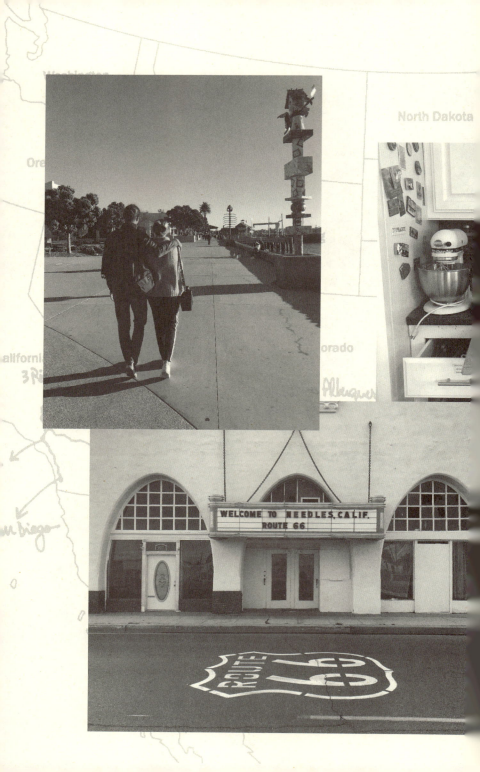

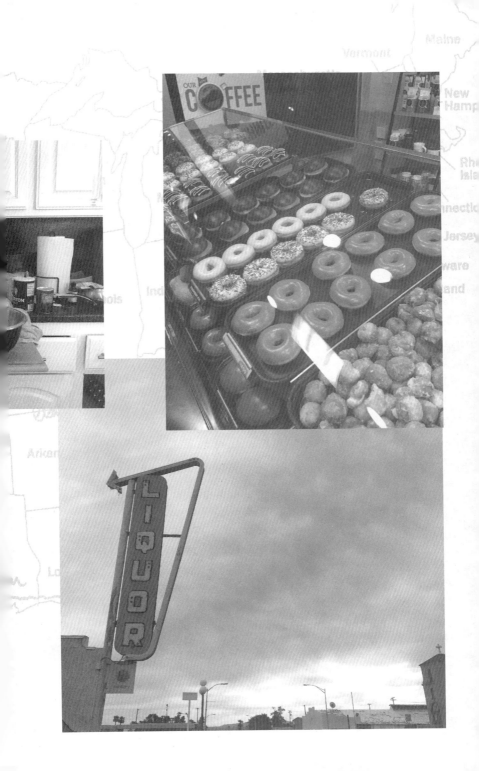

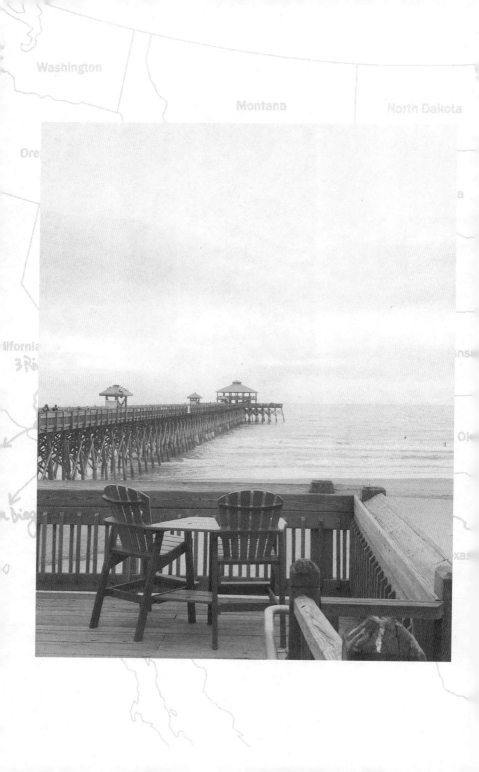

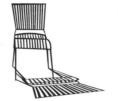

29° 57' 53" N 90° 4' 14" O

# 7. New Orleans

*"Left a good job in the city*
*Workin' for the man ev'ry night and day*
*And I never lost one minute of sleepin'*
*Worryin' 'bout the way things might have been*
*Big wheel keep on turnin'*
*Proud Mary keep on burnin'*
*Rollin', rollin', rollin' on the river"*

Seguindo os passos de *Proud Mary*, o barco com rodas de pás imortalizado na canção do Creedence Clearwater Revival, nosso próximo destino era New Orleans, estado da Louisiana. Sem dúvidas um dos momentos mais aguardados da viagem, pois sabíamos bem o que estava por vir: *jazz* de qualidade, gastronomia única e arquitetura histórica. Era início de fevereiro, e a cidade preparava-se para o *Mardi Gras*, uma espécie de carnaval de rua que acontece anualmente e mobiliza milhares de pessoas de todo o mundo. À medida que íamos adentrando a área urbana, uma atmosfera alegre e colorida tomava conta das ruas. Tecidos, guirlandas e flâmulas enfeitavam o espaço público, enquanto arcos de balões acompanhavam o desenho das fachadas comerciais.

"Mari, tem certeza que é por aqui?"

A preocupação de André fazia sentido. Estávamos a 800 metros da residência, e a visão periférica do motorista abrangia túmulos e jazigos.

"Pode seguir", afirmei com convicção.

"Pelo que eu li, a cidade é cheia de cemitérios. Tem até visita guiada em alguns deles."

Assim que desligamos o motor do carro, a anfitriã apareceu. Quase que simultaneamente indagamos o nome uma da outra e rimos da coincidência. Ela se aproximou para um cumprimento formal, parecendo bastante comunicativa pelo movimento das mãos e postura relaxada. Cabe ressaltar que, por mais simpático que seja, dificilmente um americano irá se aproximar de você com um abraço de urso no primeiro encontro. De certa forma, eu ficava aliviada, pois não era preciso adivinhar o número de beijinhos estipulados no código de conduta de cada estado.

Em cinco minutos de convivência, Nancy já havia atingido minhas expectativas, as quais eram bastante altas em virtude da avaliação dos hóspedes anteriores. Em uma escala de zero a cinco, sua nota era 4,98. Detinha também o selo de *superhost* do aplicativo, concedido a "anfitriões experientes e muito bem avaliados, comprometidos em fornecer estadias excelentes".

Parei para prestar atenção na casa. Um caminho de tijolos maciços dividia o gramado frontal em duas partes iguais, terminando em uma escada que conduzia à varanda. No canto esquerdo de cada um dos quatro degraus havia um vaso de plantas, acomodado em um prato para a retenção da água. Acho que todos eram de cerâmica. Floreiras e duas portas de entrada posicionavam-se simetricamente, com um conjunto de mesa e cadeiras entre elas. Olhando de lado, ficava claro que toda a estrutura da casa encontrava-se acima do nível do solo, havendo um porão subjacente. "Será que nosso quarto é ali?", pensei ao erguer o pescoço até as três janelas basculantes do sótão.

Logo descobriria que não. Nosso cafofo era o último ambiente de todos, numa construção estreita e muito mais comprida do que poderíamos supor. Para chegar até ele, precisávamos atravessar no meio de duas salas, um quarto, o corredor dos banheiros e a cozinha. Estava claro que se tratava de uma lavanderia, a qual fora adaptada para receber os hóspedes. Dessa maneira, dividiríamos o espaço com uma máquina de lavar roupa por tombamento, uma centrífuga, um varal sanfonado e um quadrinho que ajudava a decifrar as etiquetas das roupas. Vendo nosso estranhamento em relação à planta da casa, Nancy tratou de explicar:

"Este tipo de habitação é do início do século XX, comum no sul dos Estados Unidos. São chamadas 'casas de espingarda'. Se todos os cômodos estiverem abertos e você atirar com uma arma pela porta da frente, o projétil voará sem empecilhos até o outro extremo, retirando-se pelos fundos."

"E aquele quarto da frente por onde passamos?", perguntei como quem não quer nada, mas já temerosa com questões básicas de privacidade.

Ela respondeu bem-humorada:

"Ah, não se preocupem! Eu costumo trocar de roupas embaixo do edredom." Era brincadeirinha, claro, e caímos na gargalhada. Nancy desativava o cômodo na presença de inquilinos, portanto não havia perigo de a surpreendermos em algum momento inoportuno.

Enquanto conversávamos, um rapaz com topete *pompadour* modelado por *spray* fixador se aproximou, enchendo a cozinha com sua presença marcante.

"Pessoal, esse é Peter, meu filho mais novo."

Peter trajava um conjunto de calça social e colete pretos, camisa branca de manga longa e gravata rosa. Ele estava de saída para o trabalho e fez questão de nos apresentar seu cachorro Buddy, que repousava no chão do seu dormitório. Metade do corpo embaixo da cama, metade fora. Era um vira-lata adulto de médio porte, cujo olhar dava uma vontade imediata de afofá-lo.

"Só não mexam muito com ele, pois Buddy não é acostumado com outras pessoas", Nancy alertou.

Impossível. Naquele momento eu já acariciava a barriga dele, talvez projetando os sentimentos pelo meu próprio cãozinho. Eu sabia que Buddy seria nosso mais novo melhor amigo, e os movimentos do focinho a roçar o assoalho de madeira indicavam que o sentimento era recíproco.

"Agora que vocês já conhecem Buddy, vou apresentá-los a Bird Bird."

Nancy se referia à calopsita que habitava uma pequena gaiola na sala de estar e anunciava com seu canto a chegada de pessoas na casa.

"Bird Bird também sabe cantarolar algumas canções de Tom Petty", ela complementou.

"É macho ou fêmea?", perguntei revelando minha ignorância em ornitologia.

"É uma menina! Veja só as listras brancas e cinza na parte debaixo da cauda. Agora vou cobri-la para que todos consigamos dormir", falou antes de puxar o zíper da abertura frontal.

Pela vidraça era possível observar a vizinha da frente. Sentada no sofá com as costas curvadas, óculos de grau caído na ponta do nariz e expressão concentrada, ela bebericava uma taça de vinho e parecia realizar alguma atividade manual.

"Essa é Jasmine, uma das minhas melhores amigas. Ela está terminando de bordar seu cinto para a fantasia de *Mardi Gras*."

Nancy parecia gostar de celebrar a data. Naquela época do ano, máscaras e colares de contas coloridas disputavam espaço com os retratos de família nas paredes da casa. Em um híbrido de fotografia e pintura, senhor e senhora Ford pareciam seguir os moradores com seus olhos esfumados. Eu tinha vontade de fazer um sinal da cruz cada vez que me deparava com a dupla e tudo o que eu pedia era que eles não puxassem nossos pés à noite. Logo abaixo, em molduras ovais, uma sucessão de imagens trazia o pequeno Peter e seu irmão Matt em diferentes reações emocionais. Alegria, ternura, surpresa, tristeza, raiva. Também já fui cobaia desse tipo de experimento e até hoje minha mãe não revelou os artifícios utilizados para que eu me debulhasse em lágrimas em frente ao fotógrafo, logo após uma gargalhada de enxergar o céu da boca.

Mas voltando aos adereços: fiquei intrigada com a presença constante das tonalidades roxo, dourado e verde.

"Elas representam justiça, poder e fé", explicou Nancy com paciência.

"E por que os colares?"

"Popularmente os colares são chamados de 'beads' e significam sorte. Nos desfiles, as pessoas costumam jogá-los dos carros alegóricos. Quanto mais deles você conseguir, melhor!"

"E você vai ir neste ano?"

"É claro que sim! Ainda existem alguns desfiles família, apesar de grande parte ter virado bagunça. Agora vou dormir, que amanhã acordo cedo."

Na manhã seguinte, voltamos a topar com Peter na cozinha. Ele pertencia à classe de indivíduos que acorda de extremo – quase impertinente – bom humor, ainda que batesse o cartão ponto de saída após a meia-noite. Enquanto alongava os braços perpendicularmente ao corpo, Peter disparava um bom-dia enérgico, precedido por uma sequência de interjeições (Hey! Hey! Hey!). Antes mesmo de lavar o rosto, levava Buddy para a rua.

"Vá pegar sua bola, Buddy! Vá pegar sua bola!"

E lá ia Buddy saltitante, fiel aos comandos do seu tutor.

Como um canino de Pavlov, ao som de três palavrinhas mágicas, ele também fora condicionado a sentar, cumprimentar seus interlocutores com a pata direita dianteira e deitar de lado para receber carinho. Na sequência ele se postou em frente à porta do nosso quarto.

"O que você quer lá dentro?", falei diretamente com Buddy.

Peter então traduziu seu comportamento.

"Ele quer tomar sol no quintal dos fundos, e o único acesso fica ao lado da cama de vocês."

O botão luminoso da cafeteira ficou vermelho. No primeiro gole de café quentinho, André fez uma cara feia e julgou que o produto estivesse com o prazo de validade vencido. "Prova aí, parece que colocaram mata-rato." Inicialmente achei que ele estivesse exagerando, pois costuma ser bastante crítico em relação a sua bebida favorita. O café de fato tinha um gosto estranho, mas não conseguia dizer o que era. Investigamos a lata amarela que condicionava o produto, e o segredo foi então desvendado, em letras garrafais: CAFÉ E CHICÓRIA.

"Como assim, chicória no café?"

Peter tratou de responder.

"É uma tradição aqui em New Orleans. A raiz da chicória é utilizada como um aditivo ou até mesmo substitui o pó de café."

Ficamos intrigados. De acordo com o Google, tal costume fora trazido pelos colonizadores franceses, estando relacionado a uma questão histórica de embargos ao fruto e corte de custos. Finalizamos nossas canecas para não fazer desfeita e prometemos um ao outro providenciar nosso próprio café.

Durante nossa interação matinal, Peter nos contou um pouco mais sobre sua vida. Ele era funcionário do Brennan's, restaurante eleito por diferentes publicações especializadas como um dos melhores na América. Tinha curso de *sommelier* e se orgulhava de preparar na frente dos clientes uma das sobremesas clássicas da casa.

"Vocês conhecem *Bananas Foster*?"

Pensei nos doces que conhecia. *Brownie, tiramisù, panna cotta, petit gâteau, crème brûlée.* Nunca tinha ouvido falar em *Bananas Foster*.

"É uma sobremesa feita com bananas flambadas, manteiga, açúcar e canela, servida com sorvete de baunilha. Foi criada ali mesmo em 1951, pelo *chef* da época."

Comecei a salivar só de imaginar a transformação do açúcar em um caramelo liso e brilhante. Peter então sacou o celular do bolso e nos mostrou um vídeo da sua performance pirotécnica. "Três, dois, um!" Após uma breve contagem regressiva, ele despejava sobre os ingredientes uma generosa dose de rum e, instantaneamente, era encoberto por uma labareda alaranjada, arrancando aplausos da plateia.

"Se tiverem interesse, apareçam uma noite dessas. A sobremesa é por conta da casa!"

Eu e André nos empolgamos com a ideia.

"Aproveitem que a oferta é válida por pouco tempo", Peter valorizou seu passe e prosseguiu contando os planos de se tornar corretor de imóveis.

Ele parecia feliz com a transição de carreira e continuaria trabalhando diretamente com o público, o que me parecia acertado. Eu conseguia imaginar Peter na nova função. SUV adesivada com uma imagem sua de braços cruzados, ligações de telefone para prospecção de clientes, *vernissages* apresentando os imóveis, *portfolio* com fotos em grande angular para os ambientes parecerem maiores, caixas de chocolate na assinatura dos contratos. Logo estaria plantando necessidades que até mesmo seus clientes desconheciam, como todo exímio vendedor.

O relevo plano de New Orleans nos convidava para o uso das bicicletas, que haviam ficado ociosas em Austin. Com nossas dobráveis, vagamos por entre os trilhos dos bondes da Canal Street, as magnólias e os centenários carvalhos do Garden District, as esculturas do City Park e os casarões coloniais do French Quarter, o centro histórico da cidade. Residências como as de Nancy espalhavam-se pela cidade sem nenhum vestígio de pichação e felizmente sem previsão de virarem prédios espelhados ou farmácias de dois andares onde bichos de estimação são bem-vindos. Às margens do rio Mississippi, jovens artistas retratavam a fila de charretes defronte à igreja de São Luís, e grupos de músicos colocavam à prova sua capacidade pulmonar em instrumentos de sopro diversos. Em contraste com o charme nostálgico da região, moradores de rua abordavam os turistas desavisados (incluindo a gente) com pegadinhas de duplo sentido sobre seus sapatos.

Aproveitamos nossa estadia na Louisiana para experimentar algumas delícias da cozinha crioula, caracterizada pela presença de frutos do mar e intensidade de sabores e temperos. Nos cardápios, fomos introduzidos a vocábulos como *gumbo* (ensopado de carne, mariscos e arroz), *jambalaya* (ensopado de arroz, frango, chouriço, vegetais e camarões), *po-boy* (sanduíche feito na baguete) e *crawfish boil* (cozido de lagostim), sem falar nos *beignets* do Cafe du Monde (massinhas doces fritas e polvilhadas com açúcar, tipo sonho) e *pralines* da Aunt Sally's (doce feito com amêndoas e castanhas, parecendo um pé de moleque). Embora já estivessem no meu dicionário, não posso deixar de citar aqui as panquecas da Betsy's Pancake House, uma verdadeira instituição quando o assunto é a massinha aerada feita de ovos, farinha e leite.

Na cidade também apreciamos três concertos de *jazz*: um deles vespertino e gratuito, no New Orleans Jazz Museum, e outros dois no Fritzel's, um *pub* localizado na célebre Bourbon Street. Desde 1969, o bar é ponto de encontro para amantes do *jazz*, cultivando até hoje a atmosfera da sua era de ouro. Apesar de minúsculo, o Fritzel's contava com uma espécie de arquibancada de madeira em uma das extremidades, de onde era possível apreciar os quartetos com uma visão privilegiada. Trompete, piano, contrabaixo e bateria.

"Isso que é uma cozinha!", André falou em tom admirado, balançando as pernas e apreciando a sonoridade dos instrumentos 'de fundo'.

Ele ficava especialmente atento às linhas de baixo e aberturas de chimbal.

"Tá escutando esse tss tss tss constante?".

"Claro, tá lindo!"

Após onze anos juntos, eu já identificava até mesmo o movimento de varredura das vassourinhas. *Take Five, Moon River, When The Saints Go Marching In*. A vestimenta social dos integrantes fazia jus à solenidade dessas canções. Uma atração à parte era o pianista, um senhor cujas feições lembravam Bill Clinton. Ao mesmo tempo em que tocava, ele fumava seu charuto e sorria para os espectadores, dando a impressão de que nascera fazendo aquilo. Um belo exemplo de aprendizagem implícita. E pensar que um equívoco cirúrgico lá na década de 50 terminou nessa grande descoberta. Na saída, me imaginei em uma adaptação do filme *Meia-noite em Paris*, de Woody Allen, onde seria transportada para a New Orleans do início do século XX. Quem eu encontraria pelo caminho? Louis Armstrong, Billie Holiday, Tennessee Williams, Ella Fitzgerald. Acho que seria bem divertido.

Em relação às dicas locais, Nancy era quem nos passava a maioria. O trabalho como recepcionista em uma grande rede de hotéis a deixava sempre bem informada sobre as programações culturais e gastronômicas de NOLA. Quando podia, nos dava carona para a região central e fazia o que era possível para nos agradar. Certo dia chegou do supermercado com um *King Cake* em minha homenagem, pois sabia que eu estava curiosa para prová-lo. A iguaria era mais uma das tradições envolvendo o *Mardi Gras*, sendo possível encontrá-la em praticamente todas as confeitarias. Consistia em uma rosca com massa de brioche e uma purpurinada cobertura de glacê. Além das cores típicas da data cristã, já citadas neste capítulo, o grande diferencial do bolo era a presença de um menino Jesus de plástico no seu interior. Não, você não leu errado – a proposta era esconder o bonequinho ainda na massa crua, para que o cidadão contemplado com a fatia abençoada tivesse êxito no ano inteiro. O mais incrível era que, mesmo comprando a mistura pronta para uma fornada doméstica, o Nazareno estaria incluído no *kit* de preparo. Com uma ajudinha de Peter, que avistara um diminuto pezinho despontando do recheio de *cream cheese* e nozes, fui direcionada a cortar o bolo no lado esquerdo, e, tcharan, lá estava Ele: brilhoso, desnudo e de braços abertos. Em primeiro lugar agradeci por não ter me engasgado com a brincadeira, aproveitei para fazer um pedido (será que estava incluído?) e desfrutei do meu pedaço.

No quesito alimentação, tanto Nancy como Peter permaneciam fixados na fase da pré-adolescência. O desjejum da matriarca consistia em um salgado congelado de salsicha, queijo e ovo, que ficava pronto após noventa segundos no micro-ondas. Não bastasse a carga de sódio original do produto, ela abria o sanduíche em duas partes e adicionava umas pitadas de sal marinho. Havia um saleiro sobressalente até mesmo na sala de estar, e André não se conformava que era ele quem tinha cálculos renais. Nancy se divertia em preencher a fruteira com chocolates, e as duas maçãs compradas ainda antes de chegarmos iniciavam seu processo de decomposição. Em consonância, Peter não raro era visto desfilando com *milk-shakes* pela casa e, durante o almoço, beliscava uma asinha de frango com *lemongrass* diretamente da embalagem, sem sequer sentar-se à mesa. Talvez eu pudesse ter aproveitado a deixa e introduzido o conceito de *mindful eating*, mas acho que na época ele se encontrava em fase pré-contemplativa. É engraçado pensar que, num passado não muito distante, eu estaria compartilhando garrafas PET de Coca-Cola com a dupla (Oi, meu nome é Mariana e estou em abstinência há 1.095 dias). Ao preparar algumas refeições em casa, eu e André demos uma

## Su casa, mi casa

sobrevida não apenas ao fogão como também à lata de lixo orgânico, escanteada no canto da cozinha.

Já estávamos há alguns dias sob o mesmo teto quando tomei coragem para tocar no assunto Katrina, o furacão que assolou a região metropolitana de New Orleans no ano de 2005, causando mais de 1.800 óbitos. Nancy não pareceu incomodada em reviver detalhes da tragédia e nos contou um pouco sobre sua traumática experiência. Devido aos alertas meteorológicos, ela, o esposo e os dois filhos pequenos deixaram a cidade um pouco antes de a tempestade chegar, refugiando-se junto a parentes no Tennessee.

"Sinais como aquele já haviam sido emitidos outras vezes pela defesa civil, pois a cidade fica a alguns centímetros abaixo do nível do mar e é vulnerável a esse tipo de intempérie. Dessa maneira, muitas pessoas – conhecidos, inclusive – acabaram menosprezando o risco e permaneceram em suas residências. Infelizmente a situação foi pior do que de costume, e os diques que protegem a cidade de inundações não resistiram à força da tormenta, com ventos acima de 220 km/h."

Emocionada, continuou seu relato:

"Levamos conosco apenas o que era possível: documentos e algumas roupas. No nosso regresso, estava tudo tomado pela lama. Era desolador."

Peter nos mostrou algumas gravações da época, feitas em uma câmera filmadora caseira. A casa onde pisávamos naquele momento havia sido completamente inundada pela água, sendo possível visualizar a marca no alto das paredes. Os móveis encontravam-se destruídos, a estrutura comprometida, e na rua acumulavam-se resíduos diversos como madeiras, galhos e até mesmo automóveis. Um verdadeiro cenário de guerra.

"Com a ajuda do governo, passamos cerca de três meses vivendo em um *trailer* aqui na frente de casa, para poder reconstruí-la. Estávamos em uma luta conjunta para salvar nossas vidas, nossa vizinhança e nossa cidade. Tivemos vários conhecidos que nunca mais voltaram pra cá."

Nós nos solidarizamos com as memórias dolorosas de Nancy e Peter. Sentindo-se à vontade, ela compartilhou conosco detalhes difíceis da sua vida pessoal, tais como a convivência com o ex-marido, que era alcoolista, e o período de divórcio. Antes que você se preocupe com o destino do filho mais velho, já digo de antemão que ele passa bem: casado, com emprego fixo e residente do estado do Colorado.

Resiliência e superação. A psicóloga ali era eu, mas naquele momento foi Nancy quem deu uma aula sobre esses construtos. Empiricamente, mostrou-me ainda mais evidências de quanto as pessoas são capazes de se adaptar a mudanças, passar por momentos de adversidades e, principalmente, seguir em frente. Nas relações entre os vizinhos, por sua vez, era possível identificar o espírito de comunidade mencionado por ela. Interagimos com quase todos eles, sendo o ponto de encontro a varanda de Nancy. Eles adoravam o fato de sermos brasileiros e acho que isso os deixava à vontade para serem eles mesmos. Elogiaram nossa caipirinha de limão e, assim como Richard e Brian, de Santa Fe, se divertiram com o ritual do chimarrão.

Quem aparecia com maior frequência era Sandra, moradora do sobrado à direita. Ela e o esposo passavam pelo processo de adoção de Jacob, uma criança de quatro anos vítima de maus-tratos. O estágio de convivência era acompanhado por uma equipe técnica responsável, e os três ainda estavam se acostumando com o novo cotidiano. Se estivéssemos em uma viagem convencional, muito provavelmente eu não pararia para pensar sobre as crianças da Louisiana em situação de risco, a existência de conselhos tutelares e questões de assistência social como essa.

Ela parecia inquieta com a situação:

"Sabe, não é fácil. Nem pra ele, nem pra gente. Sempre fomos acostumados sozinhos em casa, e John é um menino bastante agitado. Sem falar que Robert chega do trabalho tarde da noite, e muitas vezes ele já está dormindo."

Robert estava em seu segundo casamento e já tinha filhos adultos. Ele se apresentava com sua banda nos bares de New Orleans e costumava andar com seu saxofone a tiracolo. O pequeno Jacob, por sua vez, vivia acompanhado de seu triciclo vermelho com fitas decorativas no guidão. Ele falava baixinho e gostava de mexer nas coisas de Nancy, que por vezes ficava impaciente com o comportamento do menino e depois se arrependia: "Eu sei que ele só quer atenção".

Do outro lado da rua, Jasmine acompanhava a movimentação da casa e também era visita assídua. Bastava Nancy acionar sua vitrola para que ela logo se juntasse a nós. Envaidecida de sua produção, trouxe até mim o cinto que eu avistara da janela dias atrás. O resultado final era realmente muito bonito: centenas de pedras e lantejoulas formavam o desenho de um leopardo com os dentes afiados à mostra, seguindo a temática animal do bloco. Para a cabeça, sua referência era uma tiara com penas e minicartola lateral.

"Da próxima vez, venham no *Halloween*. As festas patrocinadas por Nancy e Peter são as melhores."

Ouvindo o convite feito por Jasmine, Nancy acrescentou:

"Não esqueça que temos um lema: o que acontece nesta varanda fica nesta varanda."

E seguiu contando algumas histórias engraçadas ocorridas no Dia das Bruxas.

Em NOLA, o que era pra ser uma estadia de sete noites transformou-se em nove, e a negociação das diárias extras foi feita diretamente com Nancy. Na primeira delas ganhamos 50% de desconto, enquanto a segunda foi um bônus por sermos "hóspedes legais" (palavras dela). Naquela altura já tínhamos virado amigos, e em termos de negócios isso é um risco em potencial. Como cobrar de um casal com quem você e seu filho escutam música, saem para tomar cerveja, jogam tênis, assistem ao jogo dos Pelicans e vão às compras?

O período estendido na cidade viabilizou uma visita ao parque Jean Lafitte, que abriga e preserva a vida selvagem em torno do rio Mississippi. No meio do pântano, uma longa passarela de madeira é convidativa para uma caminhada ao ar livre, e o que parece um programa família despretensioso de repente vira uma sequência de sustos e muita adrenalina. Como se fosse um trem-fantasma ao ar livre, só que no lugar das assombrações você vai se deparando com uma série de animais, como jacarés, cobras, esquilos, capivaras, garças, corujas e lagartixas. Outra atração que visitamos foi a Evergreen Plantation, uma histórica fazenda de açúcar que serviu de cenário para o filme *Django livre*, de Tarantino, e que nos transportou para o passado escravocrata americano, fazendo-nos refletir sobre esse tema.

Juntos, eu e André fazíamos coro para que Peter e Nancy fossem nos visitar no Brasil um dia. A aversão a viagens de avião era um impeditivo para ela.

"Nancy!!! É simplesmente o meio de locomoção mais seguro que existe!", tentei convencê-la com argumentos lógicos.

"Eu seeeeeeeeeeeeeei!", ela respondeu reconhecendo que sua conduta não fazia sentido.

Pragmático, André seguiu minha linha de raciocínio: "Nancy, pensa que todo acidente aéreo gera protocolos de segurança novos. A cada ano que passa, menor é o risco."

Mas não era só essa a questão. Para nosso espanto, ela prosseguiu falando:

"Pessoal, as últimas férias que eu tirei foram durante a faculdade no Havaí, imaginem. Eu tinha franja repicada e usava maiô asa-delta".

Ao contrário das leis empregatícias brasileiras, nos Estados Unidos não há concessão de trinta dias de férias remuneradas para os funcionários a cada ano. Diante desse aspecto um tanto quanto ácido do sonho americano, tentei flexibilizar:

"Mas assim, nem um feriadinho emendado?"

"Sim, é possível. Só que sem receber nadinha. Também fico insegura quanto a perder meu emprego pra outra pessoa."

Era nossa noite de despedida em New Orleans e colocamos nossas melhores roupas. Antes de sair de casa, refiz o laço do vestido em frente ao espelho, uniformizei a cobertura do batom com o pincel chanfrado e tive a certeza de que a elegância me faria passar um pouco de frio. "Tá boa esta camisa com o *blazer*?", André pedia aprovação. Com meus dois braços enroscados no seu tronco, seguimos caminhando após deixarmos o carro em uma rua de mão única. A fachada cor de rosa não deixava dúvidas – havíamos chegado ao Brennan's.

"Boa noite, vocês têm uma reserva?", solicitou o *hostess* de forma educada.

"Somos convidados do Sr. Peter Taylor, que trabalha aqui."

"Mariana e André?"

"Isso!"

"Podem passar naquele corredor."

Seguimos outro funcionário até um amplo salão cujas vidraças davam para o jardim interno. No curto percurso já havia me apaixonado pelos sofás capitonês em meia-lua, os ladrilhos hidráulicos e o piso preto e branco com paginação irregular. Maria Antonieta também aprovaria o ambiente. Ao lado de uma mesa de dois lugares posicionada próximo aos *toilettes*, Peter nos aguardava com uma garrafa de água filtrada e duas taças de espumante cuja persistência do *perlage* demonstrava ser de boa qualidade.

"Sejam bem-vindos ao Brennan's", falou inclinando levemente suas costas para frente.

Ele então puxou a cadeira de madeira torneada e encosto estofado para que eu me acomodasse.

"Antes da sobremesa, permitam-me servir uma porção da nossa sopa de tartaruga, especialidade da casa."

Talvez eu nunca viesse a selecionar esse item no meio de tantas opções do cardápio, mas se tratava de uma ocasião especial. Estiquei o guardanapo de tecido sobre meu colo. Eu estava ansiosa pela retirada da *cloche*. Tratava-se de um caldo marrom, ao mesmo tempo límpido e encorpado, que poderia ter sido preparado por um descendente de Babette (será que ele sabia fazer codorna no sarcófago?). Ao provar a primeira colherada, um sabor pronunciado de ervas e pimenta atingiu todas as papilas gustativas. A presença da tartaruga era discreta, em diminutos pedaços, e tinha um sabor tão delicado que parecia impossível ter habitado no núcleo de uma pele espessa e dura.

Do lado de fora, no jardim, a fonte de água começava a jorrar. Depois daquela experiência, eu nem me importava mais tanto com a *Bananas Foster*. Pelos ingredientes, sabia que seria sucesso garantido. E foi. Peter cumpriu com excelência o que nos havia prometido.

"Um brinde à vida", propôs André quando nos aproximávamos do último gole. "Que tal uma saideira no Fritzel's?"

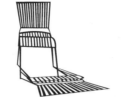

# 8. Memphis

35° 07' 03" N 89° 58' 16" O

Apesar de figurar na nossa lista de destinos desde o início, não sabíamos se o tempo de viagem permitiria a inclusão do estado do Tennessee. Memphis, em especial, nos atraía pela relação histórica com Elvis Presley, o *blues* e o *rock*. O caminho entre New Orleans e a cidade foi extenso. Não pela quilometragem em si, mas pelos atrativos de peso que havia nesse entremeio.

A pausa da primeira noite foi em Indianola, um pacato vilarejo nos confins do Mississippi. Foi lá que um jovem trabalhador rural negro e pobre, reconhecido mais tarde como o Rei do Blues, começou a se apresentar nas ruas para ganhar alguns trocados, ainda na década de 40. Estou falando de B.B. King. A trajetória do artista, que se confunde com o desenvolvimento do próprio estilo musical e do movimento dos direitos civis dos negros americanos, pode ser conferida de perto em alguns pontos da cidade, assim como no moderno museu que leva seu nome. Mesmo após a fama, B.B. King retornava todo ano às suas origens, promovendo um *show* beneficente aos cidadãos de Indianola. Na lápide onde seu corpo descansa desde 2015, está gravado um trecho da canção "Leve para casa".

*Não sei por que eu fui feito para vaguear*
*Eu vi a luz, senhor, eu senti o trovão*
*Um dia vou voltar para casa*
*E eu sei que eles vão me levar*
*Levar para casa*

Após nos abastecermos com algumas iguarias feitas de noz-pecã, especialidade da região, seguimos pela rota do *blues* em direção a Clarksdale, ainda no Mississippi. O município, conhecido pelo icônico cruzamento onde Robert Johnson supostamente vendeu a alma ao diabo para aprender a tocar *blues*, era um pouco maior que Indianola e parecia mais movimentado. Aproveitamos para visitar a fazenda onde Muddy Waters, outra grande lenda do *blues*, residiu nos seus primeiros anos de vida. Já tinha ouvido falar no seu nome, mas só fui entender sua real importância quando soube que foi ele quem cunhara, em 1950, o termo "Rollin' Stone", utilizado mais tarde em uma famosa canção de Bob Dylan e, é claro, no batismo de um dos mais famosos grupos de *rock* da história. Nada se cria, tudo se copia – eis a moral da história.

Catorze de fevereiro, Dia de São Valentim, o santo padroeiro dos namorados. Comemoramos a data no Ground Zero Blues Club, um clube de *blue*s que tem como sócio o ator Morgan Freeman. Quem nos indicou a programação foi o dono da Cat Head Delta Blues & Folk Art, loja que visitamos durante a tarde. Robert era uma verdadeira enciclopédia do *blues* e ficou feliz em receber dois gaúchos no seu estabelecimento: "Já estive em Caxias do Sul para um festival temático", disse ele. Comercializava produtos diversos com a temática do seu estilo musical predileto, tais como vinis, quadros, fotos, cartazes de *shows*, livros e camisetas. Na loja também conhecemos Andy, um homem de meia-idade, bandana e jaqueta perfecto de couro que dava aulas de guitarra e iria se apresentar no local naquela noite.

Mal escureceu e já estávamos a postos. Impressão geral sobre o Ground Zero: é o típico bar com alma, que particularmente são os meus favoritos. Já do lado de fora, um sofá puído emprestava um charme decadente à entrada principal. Aos clientes era permitido escrever nas paredes internas, não sendo mais possível identificar a coloração original delas. Bandeiras de diferentes nacionalidades e instrumentos musicais pendiam do teto, e o mobiliário remetia à casa de uma avó, com cadeiras desparceiradas e toalhas de plástico nas mesas. Ao som de Andy e sua banda, cujas barbas faziam inveja ao pessoal do ZZ Top, saboreamos *tamales* (o equivalente americano à pamonha brasileira), sanduíches de porco desfiado e conversamos com quem se aproximava. Ou melhor: tentávamos conversar, pois a frequente abreviatura das palavras tornava difícil a compreensão das frases. André chegou a ser convidado para subir no palco em uma *jam session*, contudo preferiu não se arriscar.

Depois de cruzar inúmeras fazendas de algodão, chegávamos a Memphis. As ofertas de propriedades eram escassas e foi difícil encontrar algo que apresentasse uma boa relação custo-benefício. Eu estava um pouco temerosa com a nossa escolha. O bairro não parecia muito amistoso pelas imagens de satélite (avenidas com três pistas, canteiros de obras e alças de acesso para outros municípios) e só fomos aceitos pela dona do imóvel após a leitura de um extenso e minucioso documento com as regras da casa. Eram seis páginas de permissões e proibições (principalmente proibições), que pareciam ter sido redigidas por um advogado de acusação. A garantia de que percorremos todas as alíneas estava no final do texto: *"Nos envie a palavra FISHSTICK antes da sua chegada, para confirmar que você e seus colegas leram de fato este manual. Você não receberá o código de acesso nem será autorizado a entrar sem essa confirmação específica"*.

Com previsões por vezes exageradas, o guia estabelecia normas rígidas sobre idas e vindas, convivência geral, estacionamento, limpeza, economia de energia, reciclagem do lixo e uso dos cômodos:

- NUNCA leve a chave com você – está lá para o uso de todos os hóspedes.

- NUNCA, em hipótese alguma, deixe alguém mais entrar na minha casa. Se você violar nossa segurança dessa maneira, terá que deixar nossa casa imediatamente.

- Se você achar nosso quintal muito difícil para manobrar, é bem-vindo para estacionar em outro lugar da cidade e voltar para casa de Uber ou táxi.

- Não fume dentro da casa, absolutamente. Se você escolher fumar do lado de fora, por favor se afaste ao menos três metros da casa, assim a fumaça não virá para dentro.

- As portas dos nossos quartos não travam. Nós confiamos que os hóspedes irão seguir nosso código de honra.
- NOTA: Se você tocar ou violar uma cama que não é sua, será cobrada uma diária extra para aquela cama!
- Os armários e gavetas na cozinha são privados e não devem ser abertos.
- Esta é minha casa. Por favor, trate dessa maneira. Isto não é um hotel, tenda do amor ou um aluguel de férias. Esta casa foi feita para dividir. Seja educado. Seja atencioso. Limpe depois de usar. Respeite minha casa.

Estávamos prestes a adentrar um campo minado. Era cerca de onze horas da manhã quando chegamos na residência de número 105. Conforme recomendado, paramos o carro rapidamente no caminho que levava à garagem, apenas o tempo necessário para retirar as bagagens. O molho de chaves encontrava-se em um cadeado cofre e com sucesso abrimos a porta de metal. O acesso seguinte era mais complexo, pois além da fechadura principal havia uma Dobermann logo abaixo. Uma, duas, três tentativas. Na quarta conseguimos encaixar os dentes na posição correta. Etiquetas facilitariam o processo, acho que já comentei aqui o quanto as venero. "Quais seriam as sanções para quem quebrasse uma chave?", me preocupei ao evocar a lembrança do contrato de locação do imóvel. Também gerava ansiedade o aparente excesso de segurança, algo que até então não tínhamos visto nas casas por onde passamos.

Na última tentativa (sempre ela), o alinhamento perfeito dos pinos permitiu que o cilindro girasse, liberando assim a trava principal. Um CLIC se sucedeu (essa seria a onomatopeia escolhida caso a presente história fosse narrada em quadrinhos), seguido de um silêncio. A luminária com a cúpula plissada ao lado da poltrona permanecia acesa. Talvez quem lera o jornal de manhã cedo havia esquecido de desligá-la ou talvez ela ficasse assim todos os dias, não tinha como saber. Nós nos dirigimos ao final do corredor, onde se encontrava nosso aposento. Os travesseiros arejavam no parapeito da janela, e as duas camas de solteiro ainda não estavam arrumadas, o que naquele momento não parecia um problema.

Eu separava a sacola de perecíveis quando ouvimos alguns estalos. Olhei para André com estranhamento, tentando identificar de onde vinha o barulho. Ele levantou uma das sobrancelhas ao mesmo tempo que baixou a outra. A figura da anfitriã ia se materializando aos poucos, à medida que ela descia do sótão. Primeiro o sapatênis com solado de borracha. Depois a calça de moletom com punhos nos tornozelos e a mão com esmalte vermelho descascado a deslizar pelo corrimão. Algo entre "Possessão Rosa", "Toque de Ira" e "Doce Orgulho". Eu me divirto pensando como deve ser o processo de escolha do nome das cores (até hoje meu preferido é "André fez o jantar"). O braço esquerdo equilibrava uma pilha de lençóis e pela flexão do joelho se tratava de uma pessoa de estatura mediana. Eu já me preparava para interromper a emissão de assovios com um bom-dia quando vi o seu semblante se fechar.

"Que diabos vocês estão fazendo aqui dentro?"

Olhei para André incrédula e respondi à pergunta de forma indireta. No fundo eu tinha esperança de que ela havia nos confundido com outras pessoas.

"Bom dia. Nós temos *check in* marcado pra hoje. Mariana e André são nossos nomes."

"Sim, eu sei quem vocês são", Kathleen falou de forma ríspida, evidenciando baixa tolerância à frustração.

"E essa mala na frente da saída de ar?", perguntou enquanto se dirigia ao volume para movê-lo de lugar. "Vem cá, vocês não leram o manual que eu mandei?"

Como uma boa ditadora, mais cedo ou mais tarde ela iria mencionar sua própria Constituição.

"Olha... nós confirmamos inclusive a palavra-chave."

Kathleen bufou.

Ela então tirou o celular do bolso e abriu um arquivo em PDF para mostrar nossas infrações. A avalanche de itens acabou se mostrando um tiro pela culatra, pois ofuscou diretrizes elementares sobre horários de chegada e saída (artigo 1º, parágrafo 2º, inciso V).

"Estão vendo aqui? Nada de malas ali naquele canto e nada de chegar antes das três da tarde. Eu ainda nem terminei de arrumar o quarto!"

A reação desproporcional de Kathleen parecia ser apenas a pontinha de um *iceberg*. Ela poderia estar chateada com algum desentendimento ocorrido no dia anterior, sentiu-se injustiçada ao nos ver antes do horário (revivendo outras ocasiões emocionalmente semelhantes), preocupava-se com uma resenha negativa sobre o cômodo (mostrando que ela própria tinha falhas), desejava ter tudo arrumado com antecedência e culpava-se por não ter conseguido, ou acabávamos de confirmar sua crença de que não se pode confiar nas pessoas. Mesmo tentando compreender seu funcionamento, foi um começo difícil.

Ainda bem que as emoções são transitórias, inclusive as negativas. Após alguns minutos de tensão e desconforto, Kathleen virou e propôs uma trégua: "Ok, pessoal. Vamos começar tudo de novo. Vocês me desculpem."

Desculpas aceitas, ainda que o desejo inicial fosse deixá-la falando sozinha ou agredi-la verbalmente de volta. Conseguimos então nos apresentar e, acima de tudo, nos explicar pelo acontecido. Realmente não tínhamos visto a informação sobre o horário de chegada e, com base nas experiências prévias de hospedagem, jamais pensamos que haveria algum problema maior. Acatamos sua sugestão de esperar a liberação do cômodo na rua e saímos em busca de um local para almoçar.

Estava nublado em Memphis, e a camada espessa de nuvens indicava a proximidade de chuva. Devolvemos o carro alugado no centro da cidade e, como já passava do meio-dia, paramos em um restaurante cubano ali perto. O prato promocional, exposto em uma imagem pixelizada na porta de vidro, vinha com uma porção generosa de carne moída, arroz, feijão e mandioca, nos remetendo de maneira nostálgica ao nosso cotidiano no Brasil. Surpreendentemente, a refeição apresentou-se mais apetitosa do que a foto prometia.

Ainda havia algumas horas para retornarmos à casa de Kathleen. A punição mostrou-se eficiente, pois nenhum de nós cogitou aparecer mais cedo. Aproveitamos nosso tempo extra e fomos direto até a Beale Street, a rua mais conhecida de Memphis. No local encontramos diversos bares com música ao vivo, restaurantes, lojas de *souvenirs* e, como

## Su casa, mi casa

não poderia deixar de ser, uma estátua de Elvis Presley em início de carreira, com as pernas arqueadas para a frente, como se cantarolasse *Blue Suede Shoes* aos turistas. Apesar de sua importância histórica e de ter sido considerada o lar do *blues* em 1977, a Beale Street de hoje é diferente. Eu e André chegamos à conclusão de que a rua parece um tanto quanto artificial, como se pertencesse a algum parque temático da Flórida (nada contra os parques temáticos da Flórida, só para deixar claro). Como alguém que precisa se agarrar de todas as formas a uma imagem de pompa quando esta já não existe mais.

Contornávamos a antiga fábrica de guitarras da Gibson quando começou a trovejar. Não demorou muito para se formarem pequenas poças d'água na calçada, e o capuz do casaco de neoprene já não era suficiente para proteger meu rosto das rajadas de vento. Esperamos o temporal passar no interior de uma cafeteria e às 15h45 chamamos um Uber, seguros de que desta vez não seríamos repreendidos. Tenho uma teoria de que, a cada ano que passa, os horários de *check in* avançam alguns minutos. Seguindo meus cálculos, em um futuro não muito distante uma diária consistirá no período de sono médio do indivíduo – algo entre sete e nove horas – e azar de quem quiser dormir um pouco mais.

Ainda que estivesse trabalhando fora, Kathleen e suas regras faziam-se presentes a todo momento naquele lar, em especial no ambiente da cozinha. Ao abrir uma das gavetas em busca de um abridor de latas, me deparei com um *post-it* neon tamanho jumbo grudado em cima dos utensílios. O bilhete, não satisfeito em tentar me dissuadir de seguir em frente, também apontava com uma flecha em negrito

para os talheres de plástico. Eles eram exclusivos para os hóspedes e ficavam dispostos ao lado da caixa de flocos de milho em um canto do balcão, junto com um conjunto de copos cujo interior um dia fora preenchido com requeijão. Só de curiosa abri outros compartimentos, os quais seguiam a mesma linha de segregação:
- Não use isto!
- Dirija-se à prateleira ao lado!
- Objetos de uso pessoal. Não toque!

É, nem todos os anfitriões eram como Vicky, Cynthia, Don, Richard, Yellen, Nancy ou Peter. Naquele momento tive saudades até mesmo do casal de Three Rivers. O pior é me dar conta de que, caso eu e André abríssemos nossa casa para outros viajantes, seríamos capazes de utilizar subterfúgios semelhantes aos recadinhos de Kathleen a fim de manter a integridade dos nossos objetos pessoais. Shhhh – só, por favor, não contem para ninguém.

Nos dias que se seguiram, poucas pessoas cruzaram conosco dentro da casa, apesar da lotação máxima atingida. Assim como a gente, acredito que preferiam evitar algum tipo de conflito com a anfitriã, mantendo-se reclusas em suas habitações. Kathleen esforçou-se para parecer mais agradável, puxando assunto sobre o Brasil e nos contando a respeito de uma viagem com a filha para a Itália. Busquei uma aproximação pela via do basquete, ao visualizar um cronograma de jogos do Grizzlies disputando espaço com contas de luz e gás na porta da geladeira, mas a conversa não engrenou. Só serviu para eu descobrir que ela não gostava do esporte.

Qualquer ida ao banheiro nos deixava hipervigilantes, temerosos de ter deixado algum rastro de pasta de dentes na pia, um mísero fio de cabelo no chão ou de ter lavado as mãos de maneira inapropriada para os padrões de assepsia exigidos. A caixa de lenço umedecido, situada numa posição de destaque embaixo do espelho, nos convidava a uma rápida esterilização das superfícies lisas (em pleno 2019, Kathleen já se antecipava à pandemia do coronavírus). Ao menos eu não planejava colorir o cabelo no chuveiro, pois estaria infringindo uma cláusula importante do contrato.

Nossa estadia em Memphis contou com uma visita (não guiada) ao antológico Sun Studio, onde foram gravados álbuns importantes de Elvis Presley, Johnny Cash, Roy Orbison, B.B. King e outros nomes. Entre uma cervejaria e outra, passamos em frente ao hotel no qual o ativista político Martin Luther King foi assassinado na década de 60, hoje em dia sede do museu de direitos civis americanos.

Graceland, a cereja do bolo, fora deixada por último. Tiramos um dia inteiro para conhecer a mansão onde Elvis Presley viveu seus anos de glória ao lado da família. Para além da propriedade residencial do Rei do Rock, Graceland compreende uma série de pavilhões com um extenso e completo acervo pessoal, configurando uma das principais atrações turísticas dos Estados Unidos. Logo na chegada, os visitantes dirigem-se a um estacionamento projetado para acomodar milhares de carros, vans, motocicletas e ônibus de excursões. Só que fomos de bicicleta – e não havia nenhuma vaga destinada ao nosso meio de transporte. Perguntamos para um segurança, que perguntou para um funcionário da bilheteria, que perguntou para o seu superior. Ninguém sabia nos dar uma resposta oficial. Passamos o cadeado em um poste de luz adornado com uma imagem de Elvis em sépia.

De blusão de lã, topete, braços atrás da nuca e olhar distante, ele foi o responsável por vigiar nossas magrelas naquela tarde cinzenta.

É difícil falar qual cômodo da casa mais me impactou, pois todos eram cheios de superlativos: brilhos, cristais, espelhos, dourados, vitrais, cores vibrantes, tecidos pesados, mármores e estampas. Uma mistura de luxo, *kitsch* e *design* sessentista, ecoando a extravagância do próprio cantor. Pelo que pude ver, tanto Memphis quanto Graceland eram seu porto seguro no mundo – lugares que abraçavam sua instabilidade afetiva e para onde retornava sempre que não estava em turnê. Já no museu foi possível ver de tudo um pouco, passando por roupas, figurinos, objetos pessoais, fotografias, documentos, gravações, cartazes de filmes, propagandas de *shows* e discos de ouro. Eu me apaixonei pela seção de *jumpsuits*, aqueles macacões vanguardistas inteiriços com boca de sino, zíper frontal, gola pontuda e pedrarias imortalizados por Elvis.

O fato é que nos empolgamos tanto com a história do cantor que perdemos a noção do tempo. "Atenção, senhores visitantes. Informamos que Graceland fechará as portas dentro de cinco minutos. Por favor, recolham seus pertences e dirijam-se à saída mais próxima" – era o sistema de som solicitando gentilmente para irmos embora. Às pressas paguei a lixa de unhas customizada que comprei para uma prima. Na sua juventude, ela tinha um caso de amor com o ídolo. Depois de analisar meticulosamente a qualidade dos postais à venda (gramatura do papel, enquadramento das fotos, qualidade da impressão e acabamento), André decidiu levar uma coleção de doze cartões.

## Su casa, mi casa

"Pra quem tu tá levando cartões?", perguntei.

"Um antigo colega de trabalho, tu não chegou a conhecer. Ele era mega fã do Elvis e talvez nunca tenha a chance de vir a Graceland."

"Faz quanto tempo que tu não vê o cara?"

"Ao menos uns dez anos."

"Só tu mesmo, Deco! Tenho certeza que ele vai amar!"

Corremos em direção às bicicletas. De capacetes e lanternas ligadas, iniciamos nosso retorno por uma Elvis Presley Boulevard escura, barulhenta e movimentada. Após percorrer cerca de seis quadras, a chuva voltou com força na cidade, sem nem ao menos pedir licença à previsão do tempo, que marcava os primeiros pingos para dali a duas horas. Aceleramos o passo. Eu não queria virar uma *ghost bike* pendurada em frente ao portão em formato de partitura de Elvis, ainda que isso pudesse soar glamoroso. Branca minha bicicleta já era.

Sob a marquise de um prédio paramos para nos abrigar e mesmo assim a água atingia nossas pernas, deixando as meias com uma sensação pegajosa. A espera de cinco minutos pareceu uma eternidade e, dado o fato de que a precipitação pluviométrica não diminuía, apelamos novamente para um Uber. Cinco por cento de bateria era o que restava. "Quem mandou tirar tantas fotos repetidas?", me recriminei em pensamento. Digitei o endereço de Kathleen e torci para ser designada a um automóvel com bagageiro espaçoso, o que por sorte do acaso acabou acontecendo.

Com medo de que o último fiapo de bateria terminasse, solicitei a ajuda de André para memorizar a placa. Assim não corríamos o risco de entrar no veículo errado e parar sabe-se lá onde, virando uma dor de cabeça sem fim para a embaixada brasileira.

"AVSX42."

"AVSX42", ele repetiu.

"Eu guardo as três primeiras letras e tu o resto, pode ser?"

"Combinado."

"Antônio vai ao supermercado. Antônio vai ao supermercado."

Acionei o truque mnemônico das frases e fui repetindo-as mentalmente para mim mesma, enquanto acompanhava o trajeto do motorista pela tela escura do celular. Ele deixava outro passageiro ali perto e parecia um pouco perdido para chegar até a gente.

Um por cento de bateria.

"Antônio vai ao supermercado. Antônio vai ao supermercado."

No fim das contas, Antônio não precisou ir ao supermercado. Antes de ficarmos sem conexão, Jefferson Davis já parava com seu utilitário na nossa frente. Ele foi receptivo quanto ao transporte das bicicletas, que já estavam dobradas, e nos deixou em segurança em casa, salvos da chuvarada. Sei que isso extrapolaria suas atribuições, mas como eu queria que ele nos protegesse também de Kathleen, afinal de contas estávamos prestes a atualizar seu regulamento com a criação de um parágrafo único. Abre aspas: É EXTREMAMENTE proibido o transporte e o armazenamento de bicicletas dobráveis Ford dentro de casa após um dia de chuva. Limpar os pneus com um pano úmido não será considerado um fator atenuante. Fecha aspas.

Girei a maçaneta da porta de madeira. Um rangido extenso entregaria nossa chegada. Grudei o rosto no marco e, não identificando nenhuma voz, segui pé ante pé pelo corredor. A luz do abajur da sala, que pela minha observação sistemática provou-se ficar sempre ligada, projetava na parede a sombra das minhas cautelosas passadas. Nenhum sinal de Kathleen ou de sua filha, que vimos uma única vez de relance. O caminho estava livre e fiz sinal de positivo para André, que percorreu o trajeto de dez metros às pressas, uma bicicleta em cada mão.

Uma vez resolvido o problema, deixamos de lado os regulamentos e curtimos a última noite em Memphis ali mesmo, dentro do nosso pequeno quarto. André me perguntou se iríamos reportar os contratempos com a hospedagem no aplicativo. "Acho que não vale a pena", lembro de ter dito a ele. Ao som de Elvis Presley, fizemos as malas e ecoamos seus principais sucessos em voz alta, com o secador de cabelo portátil fazendo as vezes de microfone. Uma despedida alegre e despretensiosa, como gostaríamos que nossa estadia tivesse sido.

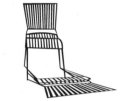

# 9. Nashville

E já que estávamos no Tennessee, por que não dar um pulinho em Nashville, a capital do estado? Desta vez, para os nossos padrões, o trajeto seria curto. Algo em torno de trezentos e cinquenta quilômetros, sem a necessidade de paradas pelo caminho.

No pátio da locadora de carros, uma situação inesperada se desenhou. Após fazer uma inspeção na lataria, ajustar a inclinação do encosto do assento, subir a altura do volante e regular os espelhos, André estava pronto para dar a partida. Com a chave já na ignição, pôs-se a girá-la. Nenhum barulho do motor. Talvez fizesse diferença pisar no freio, ele pensou. Tudo continuou na mesma.

Para descartar qualquer problema elétrico, acionou então o para-brisa, o qual funcionava normalmente.

"Mari, acho que estamos sem motor."

Ele ligou e desligou o carro mais algumas vezes.

"E agora, o que a gente faz?", perguntei já desanimada em ter que realocar toda bagagem em outro veículo.

André então abriu a porta e fez uma nova checagem externa.

"Aparentemente não tem nada de errado. Vou ter que voltar lá pra falar com os caras."

"Liga o carro de novo. Vamos fazer uma última tentativa."

O mostrador de rotação do motor não saía do lugar, e o silêncio permanecia.

"Deco, tu já pisou no acelerador?"

"Não adianta. Não tem giro de motor. Olha ali o ponteiro!"

Enquanto tentávamos resolver o problema, um vácuo era deixado pelos outros carros, que aos poucos desocupavam as vagas ao nosso redor. Resolvi insistir mais um pouquinho.

"Eu sei que é estranho, meu bem. Mas quem sabe tenta!"

"Não faz sentido isso que tu tá falando. Com o contagiros no zero, não tem como o carro sair andando!"

"Deco, por favor."

"Pra que pisar se o carro tá morto?"

"Vai lá, mesmo que seja tentativa e erro."

Ainda contrariado, ele pisou no acelerador. Era a primeira vez que André conduzia um veículo híbrido na sua vida – e não fora alertado sobre esse detalhe no momento da entrega das chaves.

Passados quase dois meses de viagem, era possível perceber certo grau de homogeneidade na malha viária

## Su casa, mi casa

americana. Para além da qualidade do asfalto e do número de pistas, a quantidade de placas sinalizadoras tornava quase impossível pegar uma saída errada ou perder-se no meio do percurso. Como se não bastasse, centros comerciais com grandes redes de restaurantes, hotéis e postos de gasolina pipocavam em intervalos regulares de espaço. Tranquilizava-me a previsibilidade de ver a sorridente caipira Wendy com seu cabelo ruivo e sardas na bochecha, o algarismo em vermelho do Motel 6 ou a concha da Shell a cada trevo de acesso. Aliás, a praticidade dos americanos é algo que eu admiro – e não apenas no que tange às estradas interestaduais. No âmbito da Psicologia, são eles os responsáveis pelo desenvolvimento de diversos instrumentos sistemáticos de avaliação psicológica, assim como por experimentos laboratoriais de comportamento e modelos teóricos com sólidas evidências empíricas.

Outro lugar-comum observado ao longo das rodovias é a presença de *storages*, aquelas construções horizontais utilizadas para armazenamento de cargas e objetos. "O que será que as pessoas tanto guardam, se já usam as garagens como depósito e abandonam seus bens obsoletos na calçada de casa?", me pegava pensando volta e meia. Altamente influenciada pela indústria do cinema, era capaz de imaginar uma gama de materiais ilícitos que poderiam ser acondicionados naquelas portinholas. Documentos falsificados, armas sem registro, automóveis com chassi adulterado e sabe-se lá o que mais.

Em Nashville nossa hospedagem seria um pouco diferente das experiências anteriores. Não haveria nenhum morador fixo na casa, sendo que os proprietários – os quais não chegamos a conhecer – só apareceriam para a limpeza do local. Aliás, essa é uma característica que encontraríamos em absolutamente todos os lares por onde passamos: os próprios donos são os responsáveis pela faxina dos seus estabelecimentos, não havendo a contratação de funcionários para os serviços domésticos, nem mesmo aqueles mais sujos. O preço da hora de trabalho não permite.

Balde, água, rodo, vassoura e panos, muitos panos. Na minha vida inteira o ato de faxinar foi sinônimo desses utensílios. Nos Estados Unidos, o processo de sanitização é bem mais simplificado. A tríade aspirador de pó, produto de limpeza multiúso e papel-toalha costuma ser suficiente para deixar a casa em ordem. Uma derradeira borrifada com o odorizador de ambientes e pronto! Tudo cheirando a novo. Odorizador de ambientes é um item que não pode faltar na lista de compras de um americano médio, pois em grande parte dos banheiros não existem janelas. O papel higiênico usado é jogado no próprio vaso sanitário, e o único ralo que você vai encontrar é o da banheira, que possui chuveiro integrado e cortina de plástico, sendo um elemento presente em dez das onze casas descritas neste livro. Tanque, então, é artigo desconhecido. Eles não têm tanque porque não usam pano ou não usam pano porque não têm tanque? Eis a pergunta de um milhão de dólares.

A residência de Nashville havia sido montada especialmente para locações, e a decoração (ou falta dela) deixava claro que se tratava de um negócio impessoal. Um jogo de três toalhas em diferentes tamanhos formava o protótipo de uma pirâmide sobre a cama, em um padrão que já havíamos identificado em estadias anteriores. Ao menos as toalhas não eram transformadas em cisnes, que por sua vez formariam o desenho de um coração quando colocados um de frente para o outro (o cúmulo da breguice hoteleira). No início da viagem fiquei encucada com aquele aparente excesso de material. Três toalhas? Eu me sentia Cachinhos Dourados entrando na casa dos ursos: a toalha maior para o papai, a média para a mamãe e a pequena para o filhinho. Depois fui entender a lógica. Eram três toalhas *per capita*. Uma toalha para secar o corpo, outra para o rosto e uma terceira que fazia as vezes de esponja, visando uma distribuição uniforme do sabonete líquido. Acabei não aderindo à toalhinha.

Da mesma maneira que Austin, New Orleans, Indianola, Clarksdale e Memphis, Nashville tem uma estreita relação com a música. Nossa primeira noite na cidade, no entanto, não foi em um de seus muitos clubes de música *country*. Aproveitamos a casa vazia para jogar canastra (lembram do baralho?) e jantar nela. Fizemos o pedido da pizza pelo telefone e depois de meia hora a campainha tocou. O entregador equilibrava a fumegante caixa de papelão na mão direita. Na esquerda, maquininha de cartão de crédito, conforme a opção de pagamento previamente selecionada. Cadê o capacete desse cara? Conjecturei por um momento. Não estava embaixo do braço, tampouco apoiado na varanda. E o colete com faixas refletivas? Será que esqueceu? É perigoso andar sem. Confirmei o valor da compra, digitei a senha do cartão e peguei a nossa janta. Não havia capacete nem colete refletivo – até mesmo porque não havia moto. Nossa pizza tamanho médio fora transportada até a residência em um *sedan* de quatro portas, semelhante àqueles que deixamos de comprar no início da viagem, refutando assim minha teoria sobre a praticidade norte-americana (afinal de contas, moto é igual a agilidade no trânsito, economia de combustível e pizza quentinha – não é verdade?). Para pessoas como a gente, acostumadas a abarrotar os carros alugados com mala, cuia e bicicletas, aquilo soava como uma blasfêmia. Fosse no Vietnã, uma moto de cinquenta cilindradas daria conta de levar o motoboy, a caixa de pizza e de quebra uma família de cinco pessoas equilibrada na garupa.

Pela manhã cedo recebemos a companhia de uma nova hóspede. Ela vinha do estado do Missouri e estava em Nashville a trabalho. Trocamos umas poucas palavras e não voltamos a nos cruzar pela casa. Para chegar ao centro da cidade, pegávamos um ônibus de linha, num zigue-zague de vinte minutos entre diferentes bairros. Em sete quadras se via a transição entre as residências e os prédios mais altos. Ao identificar o arranha-céu com uma antena em cada extremidade que de longe lembrava a máscara do homem morcego, sabíamos que o ponto de descida se aproximava. A observação das calçadas e marquises me faziam pensar onde estariam os cachorros de rua naquele país, pois era muito difícil encontrar um deles pelo caminho. Durante os trajetos, algumas pessoas aproveitavam o tempo ocioso para escutar suas músicas em oportunos fones de ouvido ou colocar em dia a leitura de romances, contos e biografias, ainda que escoradas na barra amarela de apoio. Quando em movimento, eu tenho náuseas só de olhar para baixo.

Em uma manhã cinzenta, uma senhora de aparência cansada sentou-se ao meu lado. Ela sublinhava com um lápis de ponta talhada em estilete suas frases preferidas em cada página. "*Descobri aos poucos que eu não tinha força para tornar a segunda experiência tão emocionante quanto a primeira*". De canto de olho consegui decifrar essa passagem, marcada inclusive com um asterisco, mas fora do contexto o significado era incompreensível. O que será que aquilo queria dizer sobre ela mesma? Do lado de fora, agarradas em uma corda com suas mãozinhas fofas, uma turma de pré-escolares passeava pela cidade, algumas delas hesitantes entre ouvir a explicação da professora sobre as árvores e nos acenar. Seja pela aparência, pela língua portuguesa ou por algum motivo desconhecido, sinto que atraíamos a atenção dos outros passageiros. Mesmo evitando um contato visual mais longo, sempre tinha alguém para puxar assunto, fosse sobre o tempo ou qualquer outra temática trivial. Apesar de existir suporte para as bicicletas na parte dianteira do veículo, as nossas acabaram ficando dentro do armário.

Não sei explicar muito bem o que eu esperava de Nashville. O que acabei encontrando foi uma série de bares com apresentações ao vivo na Broadway Street (indicados principalmente para quem gosta de sertanejo), um pujante mercado de botas, as quais configuram um verdadeiro símbolo de *status* na cultura sulista, e um grande volume de chuva. Eu só torcia para não sermos surpreendidos por algum tornado. Nosso período na cidade se concentrou em idas aos estúdios de música. Passamos em frente aos pavilhões da RCA (onde Elvis gravou vários de seus sucessos) e do Ocean Way Studio, no distrito Music Row, e nos divertimos durante uma tarde na Third Man Record Store, loja de discos butique do músico Jack White. Três dias foram mais do que suficiente para explorar o que nos interessava. Ficaram de fora museus, destilarias e demais atrações turísticas. Será que o temido tédio batia à nossa porta? Ou estávamos ambivalentes em relação a uma viagem que se aproximava do seu final? O *souvenir* escolhido por André foi uma bolinha de golfe perdida junto ao paralelepípedo de um canteiro. Ele pira no jeito que as reentrâncias otimizam sua aerodinâmica, permitindo o alcance de grandes distâncias.

Vinte e um de fevereiro de 2019. Véspera do meu aniversário de trinta e quatro anos e dia de cair na estrada. Nunca pensei em trocar de idade no Alabama, mas foi isso que acabou acontecendo. E vou dizer que foi inesquecível.

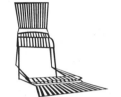

34° 42' 19" N 86° 35' 54" O

# 10. Huntsville

Gosto de fazer aniversário. Encaro como se fosse de fato o meu dia. O dia no ano em que me sinto especial. Afinal de contas, não é isso que todos queremos? Adoro ser lembrada pelas pessoas e receber mensagens carinhosas exaltando minhas virtudes e desejando tudo de melhor. Vir ao mundo no mês de fevereiro tem suas desvantagens. Quando criança, sentia falta de celebrar a data no colégio (senhores pais, postergar a festa para março não dá na mesma) e me ressentia por não poder receber o caloroso abraço da professora ou ser dispensada de copiar o longo texto de Português no caderno. Sem falar que, mesmo havendo bolo, salgadinhos e balão supresa com balas, apitos e língua de sogra, muitos dos colegas encontravam-se viajando de férias. Depois de adulta a coisa inverteu um pouco. Eu é que saio da cidade. Já comemorei primaveras em destinos como Florença, Santiago do Chile, Rio de Janeiro, Solvang, na Califórnia, Paris e Cidade do Cabo. Em 2019, eu aspirava estar em Charleston, na Carolina do Sul, mas ainda havia o Alabama no meio do caminho. No meio do caminho havia o Alabama. Estava fora de cogitação pular o estado, pois deixaríamos um buraco na linha imaginária que corta o sul dos Estados Unidos e isso poderia nos dar um azar eterno, pior que quebrar um espelho ou passar embaixo de uma escada. Huntsville foi a cidade eleita.

Duas horas era o tempo estimado de chegada, mas uma chuva persistente fez com que André desacelerasse o passo. Nada de música estradeira, *podcast* ou transmissão da rádio Gaúcha. Rádio desligado para se concentrar na estrada. Preso ao para-brisa por uma ventosa, inaugurávamos o suporte para celular que encontramos abandonado no banheiro de um restaurante de beira de estrada no Tennessee. Acho que foi a maior coincidência da viagem. Nosso suporte antigo estava com o adesivo já gasto, e, no momento certo, um novo apareceu.

Seguindo as diretrizes do GPS, fomos aos poucos adentrando um bairro residencial com alta densidade de árvores e vias curvas. "Você chegou ao seu destino. Seu destino está à direita", repetia Helen com sua eloquente e pausada voz. Nessa altura da viagem, eu já chamava a moça pelo nome, conferindo intimidade à nossa relação. Acontece que na direita só tinha mato, e acampar não era uma opção. Demos meia-volta e de forma analógica procuramos pela numeração das casas, que parecia não seguir uma sequência ordinal lógica. O para-brisa já não dava conta de espalhar a água. Abri uma brecha na janela para enxergar com nitidez o que acontecia lá fora e, entre um pingo na perna e outro, identifiquei a casa que ilustrava o anúncio

do aplicativo. Lembrava uma casa de campo, com dois pisos, revestimento que imitava tijolo à vista e uma ampla sacada de madeira que circundava o andar superior.
"Bonita", pensei em voz alta. "Pena que não vai dar pra chegar perto da piscina com este tempo."
Desembarcamos em frente à porta de entrada, no caminho pavimentado que invadia o gramado frontal. Melinda, a anfitriã, estaria nos esperando para dar as boas-vindas. Cadê a sombrinha numa hora destas? Provavelmente esquecida em um canto do porta-malas, melhor nem perder tempo procurando. Cobri minha cabeça com uma sacola de plástico azul onde armazenava algumas frutas e contornei o carro correndo. Tocamos a campainha uma vez e nada aconteceu.
"Ué, tem barulho de televisão vindo lá de cima. Logo alguém deve aparecer", André concluiu.
Ding-dong.
Nada de novo.
Ding-dong.
A porta então se abriu e Melinda apareceu às pressas, como se tivesse deixado uma panela no fogo e corrido para nos receber. Dava a impressão de ser um pouco mais velha que eu. O cabelo, pintado em um tom de preto que contrastava com sua pele branca, pesava-lhe o semblante, e a sobrancelha com falhas ganhava um contorno extra com a ajuda da maquiagem definitiva. Ao fundo, duas meninas entre cinco e oito anos escorregavam no corrimão da escada, posicionando-se ao seu lado em seguida. Sorridentes, elas puxavam a camisa da mãe pedindo para comer hambúrguer naquela noite.

"Está bem, está bem. Vocês venceram! Pediremos hambúrguer mais tarde. Agora subam de volta lá pra cima!"

Melinda desculpou-se pela interrupção das filhas e ordenou que entrássemos. Com um movimento de cabeça, a cada pouco ela ajeitava a franja lateral que teimava em atrapalhar sua visão. Calorosamente nos saudou:

"Então vocês vêm do Brasil! Que incrível! Como vieram parar aqui em Huntsville?"

Tentamos explicar de maneira sucinta nossa epopeia. Ela ficou fascinada com os lugares por onde passamos e deu um grito ao saber das bicicletas dobráveis.

"UAU! Isso é maravilhoso! Nunca andei em uma bicicleta dessas! Amanhã vou querer vê-las. Quem sabe não posso experimentar?"

Melinda referia-se ao dia seguinte porque aquela não era a casa onde vivia. Ela alugava o imóvel para um inquilino fixo, que estava viajando, e eventuais hóspedes ocupavam os outros dois quartos.

"Vocês vão ficar sozinhos aqui esta noite. Pela manhã eu volto, pois combinei com o encanador um conserto na lavanderia."

À medida que avançávamos os degraus em direção ao segundo pavimento, uma ampla sala de dois ambientes surgia. Em um canto, a mesa de jantar com quatro cadeiras. No outro, um conjunto de sofás onde a mais velha pulava sem parar. A pequena, por sua vez, se divertia assistindo a algum vídeo no *tablet*. Pela despedida histriônica, constatei ser *Backyardigans*. Olhando com cuidado, o interior da casa parecia bem envelhecido. Os móveis lascados e sem brilho, os estofados gastos, a televisão de tubo no chão e as cristaleiras sem nada dentro. Ela logo perguntou sobre meu signo, e eu pensava por quais motivos a posição dos planetas no dia do meu nascimento era uma informação relevante. "Piscianos são pessoas sensíveis", ela me revelou. Concordei com a afirmativa, tentando adivinhar se essa seria uma característica (in)desejável nos inquilinos.

Com euforia, ela propôs então um *tour* pela casa. "Venham! Quero que vocês conheçam seu novo lar!" Fomos atrás dela. E as meninas atrás de nós.

Melinda nos mostrou o primeiro dormitório. Um beliche e duas camas de solteiro. Uma das lâmpadas estava queimada. Não havia cortinas, e uma das portas do armário teimava em não fechar, ainda que a anfitriã pressionasse com força. Ela justificou-se colocando a culpa nos fabricantes de móveis, que hoje em dia preenchem as lâminas de madeira com um material tão bagaceiro que nem os insetos querem comer. Sob o amontoado de bichos de pelúcia parecia haver um travesseiro e, não muito distante dali, um desenho em folha A4 despertou minha atenção. Pelo formato da cabeça, número correto de dedos e bidimensionalidade dos braços, arriscaria dizer que a figura humana no quadrante inferior esquerdo havia sido feita pela primogênita, que encontrava-se na faixa dos nove anos. Era uma criança inteligente, e através do traçado escapavam também informações sobre seu mundo interno. Sentimentos de inadequação, baixa autoestima, hostilidade, oposicionismo, identificação com as figuras parentais. Conteúdo da cadeira de Projetivas, seria um caso interessante para mostrar aos alunos. Que vontade eu tinha de fazer um inquérito sobre a produção artística como um todo. Ou quem sabe um teste de apercepção temática. Que tipo de conteúdo emergiriam das histórias? Na saída do cômodo, talvez imperceptível para outros hóspedes, um rasgo na altura do peito ornamentava a parede do corredor, ainda que parte dele estivesse escondida por um quadro.

"O que houve aqui?", André arriscou perguntar.

Não parecia rachadura estrutural, porque as divisórias não eram de tijolo maciço.

Quem acabou respondendo o questionamento foi a caçula, ainda dentro do quarto.

"Foi meu pai. Num dia em que ele estava muuuito bravo."

Um breve silêncio instaurou-se entre nós.

Melinda fez de conta que não ouviu a filha e seguiu pelo corredor. Eu e André nos fitamos de canto de olho, já preocupados com o cenário que se apresentava. Vocês sabem que criança não mente.

Chegamos então àquele que seria nosso aposento. Da janela conseguíamos ver a copa das árvores, assim como o clarão dos relâmpagos e a chuva que não parava de cair.

"Mamãe, vamos logo pra casa?", a pequena já estava impaciente.

"Estamos quase, Camila. Joga no *tablet* com a mana!"

"Mas, mãe, eu tô com fome.E você disse que a gente pediria hambúrguer."

Eu me abaixei para tocar no lençol. Senti uma textura de bolinhas ao passar a mão de um lado ao outro com a palma aberta. Pelo toque dava a impressão de que havia um invólucro de plástico forrando o colchão. O mesmo tipo de capa que facilita a limpeza da urina nos hospitais da vida. Será que ela havia higienizado aquela roupa de cama? Melhor nem pensar no assunto. Tanto a cabeceira quanto a cômoda exibiam um tom escuro de madeira, como se estivessem ali desde a construção da casa. No banheiro, uma toalha molhada pendia do gancho de metal. Ela rapidamente a recolheu, com a justificativa de que estava ali por engano.

Melinda agia como se fosse nossa mais nova amiga de infância. Dominava a conversação, tecendo elogios exagerados sobre a ideia da viagem e repetindo o quanto estava feliz em receber a gente, com quem sentia ter uma conexão especial. As bicicletas dobráveis tornaram-se assunto recorrente, como se tivéssemos desenvolvido essa tecnologia. Ela estava especialmente animada em nos mostrar a piscina e a área de convivência externa, que ficava nos fundos da propriedade.

"Aqui costumava ser nosso lugar favorito, quando morávamos aqui. É bom pra reunir os amigos, fazer um churrasco. Foi fechada com vidro pra aproveitar no inverno também."

Naquele momento, o que eu queria de verdade era sair correndo.

Meu rosto deve ter se retorcido de maneira involuntária. Os músculos podem ser mais eficientes que as palavras, como isso é incrível. Na mesa de centro, bitucas de cigarro retorcidas preenchiam os cinzeiros, e latinhas abertas de cerveja exalavam um intenso odor de álcool. Melinda não fez nenhuma menção de recolhê-las. Deslizei uma folha da janela para olhar para fora. A coloração da água da piscina passava longe do azul-turquesa, e eu me indagava onde estaria o unicórnio inflável que havia visto nas fotos. O que eu buscava era uma rajada de vento. Uma rajada que levasse aquele cheiro insuportável embora. E que talvez nos transportasse junto.

Feita a apresentação da casa, Melinda e as meninas foram embora, com a promessa de que no sábado reforçaríamos nosso laço de amizade com uma volta de bicicleta. "Se o encanador chegar mais cedo, me avisem!", ela recomendou e bateu a porta. Eu e André nos olhamos. Apesar da chuva, decidimos tirar todas as bagagens do carro. André pegava as malas mais pesadas, enquanto eu ia retirando as sacolas menores. A primeira providência, como de costume, foi acessar a geladeira para armazenar os mantimentos. Abri a *side by side* com as duas mãos e murchei tal qual as folhas de alface esquecidas na prateleira superior. Era um cenário de guerra, quase pior que a varanda com bitucas e cervejas. Não sei se dá para comparar. Logo na minha frente, a embalagem da ricota parecia ter sido inflada com gás. Chequei a data de validade, era do ano anterior. No pote de inox com tampa em formato de cúpula, as fatias de presunto ensaiavam uma transição de cores e a geleia de framboesa tinha uma lâmina de fungos na sua superfície. Chamei André para analisarmos a situação em conjunto. Uma espécie de chorume acumulava-se em diferentes pontos da gaveta de hortifruti e decidimos então lavá-la.

Apesar de decepcionada com o local, busquei manter o otimismo. Afinal de contas, o dia vinte e dois estava ali, ali, já quase virando a esquina. Trinta e quatro anos, quem diria. Eu me concentrei na programação do aniversário, buscando opções de passeios e restaurantes na cidade. Acessei *sites*, li *reviews* e anotei alguns nomes em potencial. The

Bottle era meu favorito. Entre uma pesquisa e outra, pensei que a canga guardada na mala seria uma boa alternativa para envolver o travesseiro. E que, analisando nosso histórico de hospedagens, teríamos um diagrama em formato de sino. Melinda e Kathleen estariam no quartil inferior.

Parei para tomar água.

Eu caminhava em direção à cozinha de maneira distraída, acho que fazendo uma retrospectiva mental da minha história. A Mariana de doze anos jamais imaginaria que, em fevereiro de 2019, estaria nos Estados Unidos. Num estado chamado Alabama. Casada. Formada em Psicologia. Não era o tipo de preocupação que passava na sua cabeça, mas acho que ela estaria orgulhosa das minhas escolhas e da pessoa que me tornei. Na mesa da sala estava o *tablet* de Camila. Será que elas ainda voltariam para pegar o aparelho?

Senti um arrepio invadir meu corpo. Daqueles que anestesiam os membros e alcançam sua potência máxima na face, a qual enrubesce instantaneamente num sinal de ativação do sistema nervoso simpático. Taquicardia, sudorese, tontura. Sintomas clássicos de ansiedade, quem sabe até preenchessem critérios para um ataque de pânico. Eu poderia fazer uma maratona, mas corri em direção à cadeira mais próxima.

"Mari, o que houve?", André se aproximou apavorado.

De cima da cadeira, eu conseguia olhá-lo de um ângulo atípico. Terminei uma sequência da respiração diafragmática antes de responder.

Inspira pelo nariz, expira pela boca.

"Mari, me fala logo o que houve!", ele insistia.

Inspira pelo nariz, expira pela boca.
"Mari!"
Na última expiração comecei a falar.
"Eu vi um..."
"Um o que?"
"Eu vi um..."
"Um ladrão?"
"Eu vi um rato. Um rato cinza, magricelo, do rabinho cor de rosa. Pronto. Falei."
Foi uma fração de segundos, como costumam ser as pequenas e grandes tragédias. O ratinho saiu de algum lugar que eu não fazia ideia, sentido pia-fogão, cruzou em frente à máquina de lavar louça e escapou em direção à parede por uma fresta. Nenhum sinal do paradeiro. Como nosso cérebro é traiçoeiro. A mesma massa cinzenta que é capaz de descobrir a penicilina e levar foguetes à Lua ainda reage da mesma forma jurássica diante de situações de perigo, não importa se o objeto temido seja um predador gigante, uma barata inofensiva, um palhaço, uma plateia ou a agulha de uma injeção.

André fez uma breve inspeção no cômodo. Arredou a lava-louça. Verificou os armários. Bisbilhotou atrás da porta. Nenhuma pegada do roedor. Tudo indicava que teríamos que dividir a casa com o inesperado visitante. Com os dedos fechados, André levou a mão até a boca, emitindo o ruído de um rádio comunicador. "*Houston, we've got a problem.*" [Houston, temos um problema.]

Minhas preocupações, que até então se concentravam no cardápio do jantar de aniversário, passaram para uma demanda autoconservativa. Um rato na cozinha ia além

dos limites toleráveis, e decidimos que sairíamos dali logo que amanhecesse. Ecoei o som chiado do rádio.
"*Failure is not an option.*" [Fracassar não é uma opção.] E pisquei pro meu marido.
Passava da meia-noite quando reportei a situação para Melinda, solicitando a antecipação da data de saída. Prontamente ela respondeu de volta.

*Oh, meu Deus! Isso é alarmante! Eu achava que nosso pequeno Gus tinha sido removido pacificamente. Minhas desculpas! Eu ainda gostaria de sair com vocês ou lhes mostrar a cidade enquanto estão aqui. Eu nunca quis que ninguém se sentisse desconfortável. Abraços, doce alma.*

Sim, ela me chamou de "doce alma". E, como podem ver, a presença do ratinho era desconhecida só para gente. Melinda então continuou:

*Mariana, a vida tem seu jeito de fazer as coisas acontecerem, não importa o que nós achamos que queremos. Tenho aprendido a abraçá-la com toda graça. Na verdade eu sei que isso é parte de um caminho onde o destino se escondeu. Deixe-me ajudá-los com suas bagagens pela manhã. Tenho um pressentimento de que vocês irão aproveitar o dia! Honestamente, eu não posso matar o rato ou sentenciá-lo à morte. Isso é algo que eu tenho que depender de alguém para fazer. Não está no meu coração ser capaz de fazer isso. Obrigada por tentarem ficar conosco. Eu sei que a casa não está à altura, essa é outra razão pela qual estou me mudando. Aprendi que depender de mim mesma costuma ser a melhor política.*

Chegamos à conclusão de que ela estava alterada e me limitei a indagar se o rato era um animal de estimação. Eu já não duvidava de mais nada.

Aos risos, ela escreveu:

*Não! Eu apenas aprendi a ser excessivamente otimista. Posso levar meu gato! Haha! Então não me sentirei como uma assassina. Sentirei como se fosse o curso da natureza. A menos que o rato tenha mais de seis pés de altura... Então, sim, eu adotaria.*

Pragmática, retornei ao objetivo inicial da conversa.

*É possível mudar a data de check out pra amanhã?*

*Sim, acho que já aprovei a mudança da data no aplicativo. Apenas estou triste porque eu quero fazer de vocês meus companheiros. Risos. Vocês são bem-vindos pra analisar minha outra casa. Essa aqui não tem nenhum rato. Sério, Gus é um soldado! Já me falaram que ele morreu umas seis vezes. Eu não sabia que ratos tinham nove vidas. Por favor, me falem qualquer coisa a mais que eu possa fazer pra ficarmos em paz. Além do mais, eu ainda quero ver as bicicletas!*

Deus, ela insistia nas bicicletas.

Sob efeito do sono, aceitamos a oferta do outro imóvel. O plano era acordar, devolver o carro na locadora e fazer a mudança de local. Antes, contudo, tínhamos uma longa noite pela frente. Como conseguir dormir sabendo que um rato poderia se infiltrar no quarto a qualquer momento? Ratos são criaturas nojentas! Percorrem bueiros, transmitem leptospirose. Só são aceitáveis no metrô de Nova York. E olhe lá. André fez uma nova inspeção na casa. Foco no quarto e no banheiro. Abriu o roupeiro, varreu o chão embaixo da cama, sacudiu os lençóis e conferiu a banheira. Eu acompanhava de canto de olho, como se assistisse a um filme de terror na sessão da tarde, no qual a qualquer momento o assassino ressuscita e corre atrás dos mocinhos da trama. Nada suspeito apareceu. Ele então preencheu a fresta entre a porta e o piso com uma toalha de banho. E ali dentro ficamos nós dois, separados pela figura imaginária do rato.

Coloquei o plano da canga em prática e não tive coragem de vestir o pijama. A ducha ficaria para sábado. Não é o dia oficial do banho? 03:45. Virei para o lado e falei baixinho. Pela respiração ofegante, eu sabia que André também não havia dormido.

"Deco, tu tá acordado?"

Ele virou em minha direção e encostou sua mão na minha. A cada movimento nosso, a capa plástica do colchão fazia ruídos.

"Tô, sim. Não tem como pegar no sono."

"Tá parecendo aquela vez na Bolívia, lembra? A gente passou a noite acordado com medo dos funcionários do hotel."

"Pior."

"Eu tenho medo que a Melinda apareça e passe a chave na lataria do carro. Isso não me impressionaria."

"Mari, acho que amanhã vamos vazar pra um motel qualquer. Não quero mais ver a cara daquela mulher."

"Deco?"

"Fala."

Deitei no seu peito com a cabeça em direção à janela. Filtrada pelos galhos das árvores, a luz do poste escorria por entre as frestas da persiana, reproduzindo duas linhas pontilhadas em uma das paredes.

"Este não é bem o aniversário que eu queria, mas eu tô feliz de estar aqui do teu lado."

"Falando nisso... Feliz aniversário! Eu amo você."

E deu um beijo demorado na minha testa.

De manhã cedo, cancelamos de vez a reserva. Não havia clima para reencontros. Ao analisar o perfil da anfitriã mais uma vez, percebi que havia negligenciado (ou minimizado) alguns comentários importantes sobre a habitação. Assim como a gente, outras pessoas já haviam se decepcionado com a sujeira, má conservação de móveis e equipamentos eletrônicos e a presença de animais (baratas e rato) no recinto. Sabiamente, uma visitante de Orlando tentava me avisar: "De fato, sempre há um cliente para cada lugar. Se funcionou pra mim, não quer dizer que irá funcionar pra você. Experimente e tire suas próprias conclusões".

Enquanto eu recebia ligações pela passagem de mais um ano de vida, procurávamos um hotel honesto para passar as duas noites restantes. Curti o final de semana do meu aniversário alimentando os patos do Big Spring Park, visitando o US Space and Rocket Center, passeando pelo Campus 805, um complexo de entretenimento localizado em uma escola desativada, e acompanhando embates de arremesso de machado (pelo que pude ver, uma prática disseminada nos Estados Unidos que permite às pessoas expressarem sua agressividade de uma maneira socialmente aceita). Assim como em Memphis, a chuva foi nossa companheira constante. "Será que um dia voltarei a Huntsville?", foi a pergunta que me fiz quando terminamos de fazer as malas. No fundo, no fundo, eu já sabia a resposta.

29° 12' N 81° 2' O

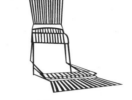

# 11. Daytona

Em um piscar de olhos, quase dois meses se passaram desde nossa saída de Porto Alegre. Perdoem-me o clichê – às vezes eles são necessários e, acima de tudo, verdadeiros. O fato é que já estávamos saudosos dos lugares por onde andamos. Ao mesmo tempo, começamos a sentir falta do nosso espaço, da curvatura do sofá da sala, de não precisar desfazer malas e alugar carros e das pessoas que nos são importantes, inclusive das picuinhas. Uma nova resolução na área de avaliação psicológica havia sido publicada, e eu precisava me atualizar para as aulas.

A Flórida era o último estado, com promessa de sol e temperaturas amenas. Entre as mais de duzentas cidades do estado, escolhemos Daytona Beach, no Condado de Volusia, como nossa base. Antes, contudo, desviamos o trajeto até as cidades de Charleston, na Carolina do Sul, e Savannah, na Geórgia. O trajeto de quase sete horas entre

Huntsville e a costa leste foi feito todo em um único dia. O carro designado pela locadora era sem dúvidas o mais compacto da viagem, e só soubemos desse detalhe na hora de colocar as malas. Espremido contra o volante, André mal conseguia mexer as pernas. Em caso de freadas mais bruscas, peras e calçados poderiam ser arremessados no nosso colo, numa salada de frutas bizarra.

 Eu queria muito conhecer Charleston e Savannah. Ambas estão entre as cidades mais antigas dos Estados Unidos, além de figurarem nas listas das mais belas do país (arquitetura, paisagismo e planejamento urbano são alguns dos critérios levados em consideração). Difícil eleger uma das duas, mas acho que ainda fico com Savannah. A concentração de praças e as fileiras de carvalhos com barba-de-bode escorrendo pelos galhos tornam o cenário irresistível para piqueniques e passeios de bicicleta. Facinho de se apaixonar. Voltávamos mais uma vez ao personagem de *Forrest Gump*, desta vez no início da sua saga. O parque onde o personagem conta suas histórias continua no mesmo lugar, pena que a prefeitura removeu seu banco. Enfim, eu poderia passar uma vida toda em Savannah, na varanda de um casarão do século XVIII, com meus livros e uma xícara de chá.

 Quanto a Daytona, não sei explicar ao certo os motivos da escolha. André conhecia o balneário devido ao circuito automobilístico, o qual ele costumava percorrer virtualmente quando criança, nos jogos de *videogame*. Eu nunca tinha ouvido falar e me pareceu um lugar atrativo à primeira vista. Um pouco traumatizada com a experiência de hospedagem em Huntsville, fui bastante criteriosa na escolha da nova casa. Rose, a proprietária do imóvel eleito, exibia em seu perfil comentários elogiosos dos hóspedes anteriores, que envolviam predicados como adorável, prestativa, generosa, maternal, educada, engraçada e amiga. Pela descrição eu esperava encontrar alguém semelhante a Nancy – e de certa forma a previsão se confirmou. Assim como nossa anfitriã de New Orleans, Rose não esperou tocarmos a campainha para abrir a porta (afinal de contas, também era uma *superhost*). Ainda que já fosse noite, nos saudou com um sorriso no rosto, demonstrando satisfação com o encontro.

Chegamos na hora do jantar. Da mesa oval de madeira, levantou-se um rapaz simpaticíssimo, afobado para nos conhecer. Ainda que o cavanhaque no rosto indicasse se tratar de um adolescente, a estatura baixa, a feição arredondada e as mãos pequeninas traziam consigo um aspecto infantil. Seu nome era Dylan, filho mais novo de Rose. Antes mesmo de terminar a refeição, ele nos levou até seu quarto, o qual ocuparíamos durante quatro noites. Era a primeira vez que um morador cedia o próprio dormitório para nosso usufruto. Isso poderia ser motivo de chateação para a maioria dos jovens que eu conheço, mas não para Dylan. O brilho dos seus olhos amendoados mostrava que ele sentia-se lisonjeado em receber nossa visita.

"E onde você vai dormir?", perguntei em tom de curiosidade.

Ele respondeu como se meu questionamento tivesse sido óbvio:

"No colchão ao lado da cama da Rose, é claro!"

Rose. Achei engraçado o uso do nome próprio. Por vezes Dylan referia-se à mãe dessa maneira, apesar da visível intimidade entre a dupla. Parecendo acostumado a transitar entre os cômodos, ele nos deixou à vontade para acomodar nossos pertences no seu guarda-roupa. Em meio a pilhas de camisetões e bermudas oversized, havia alguns cabides livres e duas prateleiras vazias. Mesmo tendo o consentimento do dono do quarto, eu me sentia invadindo a intimidade de Dylan. Afinal de contas, repousaríamos ao lado de seus pertences. Medalhas esportivas de beisebol, gibis da Marvel, cadernos com adesivos colados na capa e a coleção de garrafas de Coca-Cola ao lado do patinho de borracha com máscara de mergulho.

"Eu gosto de Coca-Cola", disse Dylan e emendou uma risada gostosa.

"Estou vendo! Pelo visto você também gosta de viajar!"

"Sim, eu gosto. Olha onde eu já fui!"

Atlanta, Washington, Orlando, Filadélfia. Em um mapa dos Estados Unidos fixado na parede, alfinetes de costura demarcavam os territórios já desbravados por ele.

"Meu irmão mora em Atlanta. Ele é um cara legal."

"Que bacana! Você tem um irmão então?"

"Na verdade são três. Dois homens e uma mulher. Todos começam com a letra jota, que nem eu. E tem um bebê que nasceu no início do ano, é meu sobrinho. Agora só ficam falando dele."

Espontaneidade era a marca registrada de Dylan. De maneira muito natural, por vezes ingênua e impulsiva, ele fazia perguntas, contava detalhes da sua vida e emendava assuntos aparentemente desconexos. A hipotonia característica de indivíduos com Síndrome de Down dificultava a articulação das palavras, e aos poucos fomos pegando o jeitinho certo para compreendê-lo.

Busquei tranquilizá-lo quanto aos cuidados com o quarto:

"Prometo andar de pé descalços no seu carpete branco e tratar bem esses carinhas."

Eu me referia a uma série de sabiás que estampavam as três almofadas decorativas sobre a cama. Dylan curtiu a ideia. Com os punhos cerrados, nos cumprimentamos com um soquinho para selar a combinação.

Já relatei neste livro que as residências por onde passamos têm a cara dos seus donos – e com Rose não era diferente. Nossa anfitriã expressava seu comportamento expansivo e sociável e seu amor pela arte através de uma série de telas espalhadas pelos cômodos da casa. Até mesmo no banheiro havia aquarelas e, ao lado do boxe, o sugestivo esboço de um corpo nu. A principal obra, no entanto, estava na ampla cozinha, a qual tinha o dobro da altura dos quartos e abertura para a sala de estar. Feito em tinta a óleo e em escala real, um autorretrato da jovem Rose em corpo inteiro impressionava pelo tamanho e qualidade da pintura. Num fundo escuro, com traje negro e boá de plumas esverdeado ao redor do pescoço, ela empunhava uma sombrinha aberta na mão direita, como se tivesse posado para um mestre como Renoir. O caráter pomposo estendia-se à varanda dos fundos, cujo acesso era ornado com duas colunas em estilo grego.

Rose era uma mulher bonita e mostrava-se muito generosa. Pacotes de pão fatiado e biscoitos ficavam à disposição de todos sobre o balcão da pia, não sendo preciso preocupar-se com suprimentos para o café da manhã. Dylan, por sua vez, era tratado com toda a atenção. Ao levantar-se, encontrava sobre a mesa um *pint* de achocolatado preparado pela mãe e um punhado de pílulas ao lado da sua água. Para cada mordida na torrada, uma colherada generosa de pasta de amendoim.

"Então é assim que você mantém a sua forma?", tomei a liberdade para cutucá-lo sobre seu visível sobrepeso.

"Na verdade eu treino três vezes por semana", retrucou exibindo seu bigode de leite, para logo depois limpá-lo com a manga da blusa.

"E os remédios?"

"Quer um também?"

"Não, não, obrigada. Estou bem."

"Eles me deixam forte. Dá só uma olhada."

Dylan então flexionou o braço esquerdo para mostrar seus músculos.

De longe, Rose acompanhava a conversa:

"De fato ele vai na academia, mas seu exercício predileto é conversar com as instrutoras."

"Para com isso, Rose!"

E emburrou-se com a mãe por alguns minutos.

"Quer ver meu triciclo?", ele perguntou.

"Claro, vamos lá!"

O meio de transporte utilizado por Dylan para se deslocar até a academia estava na garagem. Era um triciclo estilizado, daqueles com assento perto do chão e guidão mais alto, sendo necessário erguer os braços para alcançá-lo.

"Esse é bom para secar o sovaco!", disse André.

Dylan anuiu com a cabeça e proferiu a frase que repetiria por inúmeras vezes durante a estadia:

"Hey, você é engraçado!"

"Você é que é", André respondeu.

Su casa, mi casa

"Não, você."

"Você é."

"Você."

"Ok, meninos, os dois são engraçados", tratei de encerrar o embate.

"Olha meu capacete!"

Dylan vestiu a peça, um capacete coquinho preto, e fez cara de mau.

Nosso primeiro dia em Daytona foi destinado a explorar a cidade pedalando. O frio e o vento cortante quase faziam esquecer que estávamos na Flórida (cadê o clima ameno pelo qual tanto ansiávamos?). No final de uma das pontes que conectavam o bairro com o centro, uma faixa dava boas-vindas aos viajantes, junto a um símbolo da Harley-Davidson. As principais vias estavam sendo fechadas pela guarda municipal e havia uma movimentação de pessoas para deixar quiosques e palcos em ordem. Perguntamos a um policial na calçada o que estava acontecendo. Com um olhar incrédulo, ele nos explicou que se tratava do Daytona Bike Week, um grande encontro de motociclistas.

Mais tarde, ao pesquisar sobre o evento, entendi a estranheza do oficial. Daytona é como se fosse a meca dos motociclistas, para onde se dirigem todos os anos para cultuar o estilo de vida sobre duas rodas e trocar ideias a respeito de torque, cilindradas e diâmetro do pistão.

Rose nos incentivou a conferir a festa:

"Vocês deveriam ir. Tem apresentação de música, bebidas e gente de todos os tipos. É divertido. E, hoje, o que vão fazer?"

Não tínhamos planos para a noite. Rose então nos convidou para comer *donuts* e topamos a saída. Eu, André, ela e Dylan. Dylan fez questão de que eu sentasse ao lado da motorista. Ele queria as meninas na frente e os meninos no banco de trás. Durante o percurso, já era possível perceber uma movimentação de motocicletas.

"Olhem, os pássaros estão chegando!"

Rose referia-se aos motoqueiros que, assim como bandos de aves, por vezes formavam a letra "v" nas pistas de asfalto. De acordo com ela, muitos deles traziam suas motos dentro de *trailers* e, vindos de estados do norte dos Estados Unidos, imigravam para a Flórida por alguns meses em busca de um clima mais ameno.

"Mãe, você é engraçada", Dylan comentou e riu.

"Por que, Dylan?"

"Porque sim."

"Ué, não era eu que era engraçado?", brincou André.

"Você é engraçado também", Dylan balançava a cabeça em tom afirmativo.

Sua curiosidade era incentivada por diferentes estímulos externos, e os questionamentos eram frequentes:

"Mãe, posso ter uma moto como essa?"

"Cara, você já tem o seu triciclo!"

"Mãe, posso levar minha namorada na carona também?"

"Essa vai ser uma escolha dela, Dylan."

"Mãe, quantos *donuts* vou poder comer no Krispy Kreme?"

"O suficiente para não dar dor de barriga."

Eu me encantava ao observar a relação entre mãe e filho. Rose era viúva e cuidava de Dylan sozinha. Ela mostrava-se pacienciosa e ao mesmo tempo enfática e bem-humorada no trato com ele. Buscava estimular sua autonomia em algumas áreas e sabia a medida certa de suas respostas, satisfazendo as necessidades e respeitando a capacidade de compreensão do garoto. Assim como todas as mães, Rose precisou elaborar a existência de um filho imperfeito. Por vezes eu imaginava como seria o futuro de Dylan, caso ele precisasse seguir a vida sem a presença constante dela ao seu lado. Quem iria cuidar dele? Preparar seu achocolatado, fazê-lo comer legumes, controlar o acesso à internet, mandar tomar banho. Mas essa era uma angústia minha, não tanto dele. "Por vezes a ignorância é uma bênção", Rose dizia.

Comemos os *donuts* dentro do carro. Não sobrara nenhuma unidade nem mesmo para Emily, a outra hóspede da casa. Ela morava ao norte de Daytona e seu apartamento passava por reparos, por isso já estava há um mês com Dylan e Rose. Emily era natural de Minnesota e já havia residido na Índia e na Europa. Ela gostava de aprender sobre o Brasil e, o melhor de tudo, sabia jogar canastra (ainda que algumas regras fossem diferentes das nossas).

No dia que se seguiu, Dylan estava ansioso. Ele queria mostrar sua brincadeira favorita.

"Pessoal, vamos jogar *cornhole*?"

*Cornhole*. Na tradução para o português, algo como "buraco de milho". A brincadeira era desconhecida para mim e André.

"Venham, vou ensinar vocês."

Dylan nos levou até a varanda traseira da casa, cuja vista dava para um lago. Era um lugar sereno, que transmitia paz. O silêncio só era interrompido pelo barulho dos patos e das aeronaves que decolavam do aeroporto de Daytona, próximo dali. Dylan posicionou as pranchas de madeira, uma de frente para a outra. Entre elas, uma distância de cinco passos. Sob a estrutura das tábuas, pés traseiros permitiam a angulação desejada e, na parte superior da superfície, um orifício do tamanho de um prato de sobremesa. As pranchas de Dylan não eram qualquer tipo de prancha. Eram pranchas personalizadas. Nas cores vermelho, azul e branco, linhas formavam um estiloso desenho geométrico. E, em caixa alta, o conjunto de cinco letras deixava claro a quem pertencia o equipamento.

Dylan trazia oito saquinhos coloridos nas mãos, cada um pesando cerca de meio quilo. Coloquei um deles na palma da mão. Eram preenchidos com grãos de milho e era gostoso sentir o toque.

"Vamos lá?", disse Dylan já me oferecendo os saquinhos azuis.

"Calma! Eu nem sei o que devo fazer!", respondi a ele.

Dylan tentou nos explicar todas as regras, que nos pareceram confusas de início. O objetivo principal eu tinha entendido: era tentar acertar os saquinhos dentro do orifício da prancha de madeira, assim como no basquete lançamos em direção à cesta.

"Ok, Dylan, pode começar. O resto vou descobrindo enquanto jogamos."

Nós nos posicionamos atrás de cada uma das pranchas. Bastante concentrado, Dylan arremessou seu primeiro saquinho, o qual resvalou sobre o pedaço de madeira que estava na minha frente, atingindo meus pés. Minha vez. Assim como aconteceu com Dylan, meu saquinho escapou para longe do alvo. Muita força aplicada, melhor pegar mais leve na próxima, pensei. Com a ajuda de Dylan, aos poucos fui aprimorando minha técnica. Confiante, ele me aconselhou a respirar fundo antes de cada tentativa e, articulando o braço, me mostrava como eu devia fazer para alcançar a amplitude de movimento ideal. Outra dica importante era segurar o saquinho por uma das pontas, para que todos os grãos se acumulassem na parte inferior.

Para cada saquinho dentro do buraco, três pontos eram somados. Aqueles que paravam em cima da prancha, apenas um. Dylan era exigente consigo mesmo. A cada tentativa frustrada, ele emitia um gemido de lamentação. Nos momentos de êxito, por sua vez, entoava um versinho com rimas, gesticulando como se fosse um *rapper* (quando na frente do placar, ele não queria parar de jogar). Também se mostrava bastante metódico. Ainda que, no final de uma rodada, meus saquinhos azuis se acumulassem na frente dele, Dylan fazia questão de caminhar em minha direção para pegar os seus, que eram vermelhos.

Era a hora de André jogar. Ao vê-lo arremessar com a mão esquerda, Dylan perguntou por que ele não usava a direita. "Você come cereal com a outra", ele observara no café da manhã. André explicou que era baterista e que utilizar ambas as mãos era uma boa maneira de conseguir a interdependência dos membros.

"Você é engraçado", disse Dylan.

"Você é que é!"

Ele então perguntou como nos conhecemos, e eu respondi que foi numa festa.

"E como você viu ele lá no fundo do palco?", perguntou já presumindo que André estava tocando naquele dia.

"Na verdade não tinha banda, Dylan. E, quer saber, se eu fosse do ramo da música, essa também seria a posição que eu iria ficar."

Naquele sábado, nossa programação era conferir o evento das motos. Atento às nossas conversas, Dylan perguntou se poderia ir conosco. Meu coração partiu-se em dois. Eu tinha medo de ficarmos responsáveis por ele no meio da multidão e respondi que não.

Pegamos nossas bicicletas e nos dirigimos à área central de Daytona. Conforme caía a noite, hordas de motociclistas iam se juntando em uma das principais avenidas da cidade. Era como se fosse um desfile e, quanto maior o exotismo e a capacidade de aceleração da moto, mais sucesso fazia. Eu direcionava minha atenção para os condutores, a maioria deles vestindo roupas escuras e trabalhados no couro. Ficava imaginando o que aquelas pessoas faziam nos seus dias mundanos. O rapaz de camiseta regata e tatuagem de águia no ombro poderia ser um operador de fotocopiadora no Kansas, o senhor de Ray-Ban aviador, cabelos brancos e rabo de cavalo talvez desobstruísse artérias no Nebraska e a mulher com bandana de caveiras na testa e franjas na jaqueta não me surpreenderia se fosse uma colega psicóloga do Idaho.

Mesmo no meio de tanta diversidade e da fumaça de dióxido de carbono, conseguimos parar o trânsito. Ou melhor, ironicamente nossos veículos não poluentes conseguiram. Apesar de não configurar uma novidade, o fato de serem dobráveis e, principalmente, a presença da logomarca Ford transformaram as bicicletas em um sucesso de público e crítica. Fomos abordados por diversas pessoas nos perguntando se elas realmente eram produzidas pela

montadora americana e onde havíamos adquirido. Até mesmo os policiais que cobriam o evento se encantaram. Na calçada, entre os participantes, André chegava a fazer demonstrações de como era fácil abrir e fechar a estrutura. Propaganda gratuita em sua essência:
"Primeiro você baixa o banco e dobra os pedais. Depois recolhe o guidão, dobra o guidão, abre a dobradiça central e, tcharan, divide a estrutura no meio!"
"Impressionante!", exclamou um dos admiradores.
Não contente em observar, quis botar a mão na massa.
"Posso experimentar?"
André estimulava:
"Claro, tenta aí!"
Após algumas abordagens, estacionamos as bicicletas junto a um cercado. Afinal de contas, o melhor meio de explorar a Bike Week era a pé. Paralelas ao desfile de motos havia atrações distintas, algumas delas reservadas ao público maduro, digamos assim. Na entrada, o segurança solicitava os documentos de potenciais menores de idade. Entrei na malha fina do guarda, assim como no *show* do Man Man em San Diego. Uma vez comprovada minha data de nascimento, obtivemos acesso à área que separava os meninos dos homens. Entre a plateia circulavam duas mulheres de espartilhos, meia arrastão e pernas de pau. Elas empunhavam uma garrafa de destilado e, mediante o pagamento de alguns dólares, encaixavam sua pelve no pescoço dos marmanjos, submetendo-os a beliscões nos mamilos e tapas no abdômen (me diverti nessa parte), para então recompensá-los com um jato de bebida vinda do alto.

De tempos em tempos, ouviam-se gritos de empolgação vindos do palco. Nós nos aproximamos para conferir o que estava acontecendo. Perfiladas, cinco mulheres de calcinha e top *cropped* branco eram apresentadas ao público. Aparentemente houve preocupação quanto a critérios inclusivos de faixa etária, etnia e formato do corpo. A cada voltinha dada, novo delírio coletivo. Na sequência, cinco homens se aproximaram. Por meio dos incentivos do locutor, eles enchiam jarras de plástico transparentes com água e cubos de gelo e, juntos, derramavam o líquido sobre os corpos delas. As mulheres pareciam satisfeitas em desempenhar aquele papel (e lugar de mulher é onde ela quiser – respeito a escolha de cada uma). Na minha percepção, contudo, a cena era um tanto quanto antiquada. E machista. Uma ode ao patriarcado. Ainda bem que não trouxera Dylan, pensei com meus botões. Para finalizar, encerramos nossa participação no evento com uma apresentação *cover* do Led Zeppelin que valeu a pena. Robert Plant ficaria orgulhoso ao ver o desempenho do seu *alter ego* norte-americano.

    Nossa última diária na casa de Rose se aproximava. Uma intercambista francesa ocuparia o quarto de Dylan pelos próximos três meses. Rose se ofereceu para nos levar até Ponce Inlet, dezessete quilômetros ao sul da cidade. Era ali que ficava o farol mais alto da Flórida. Ela permaneceu no carro enquanto subimos os mais de trezentos degraus da escada caracol. Dylan nos acompanhou até a metade do percurso, quando começou a apresentar tontura e falta de ar. Averiguamos se sentia-se capaz de retornar ao solo sozinho e então seguimos adiante. A combinação foi de acenarmos para ele lá de cima, quando atingíssemos a lanterna do farol. Dylan gostou da ideia e desceu aos poucos, colocando os dois pés ao mesmo tempo em cada degrau. Minutos depois de nos debruçarmos sobre o parapeito,

## Su casa, mi casa

Dylan apareceu. Saudamos nosso amigo a uma distância de quase sessenta metros e contemplamos o Oceano Atlântico à nossa volta.

No caminho para o almoço, Rose decidiu guiar o carro pelas areias da praia. Em certas partes de Daytona isso é possível, desde que você seja residente da cidade e tenha a permissão da prefeitura para ultrapassar a guarita de acesso. Ao nosso lado, num voo baixo, uma família de oito pelicanos nos fazia companhia. Devido às temperaturas amenas, não havia banhistas na orla. Apenas nós, os pelicanos e milhares de gaivotas viradas para o norte. Do nada, Rose começou a buzinar enlouquecidamente para as aves, assustando algumas delas. Biiiiiii Biiiiii Biiiiiii! Todos caímos na gargalhada. No restaurante de frutos do mar, Dylan foi o único a apostar em hambúrguer com fritas.

Rose mostrou-se curiosa sobre nossas hospedagens anteriores e aproveitamos o tempo juntos para contar algumas histórias. Ao ouvir sobre as habilidades de Richard, nosso anfitrião do Novo México, ela falou: "Amei esse cara. Acho que temos tudo a ver!". Ela teve ainda mais certeza após visualizar sua foto, fazendo uma comparação com Clint Eastwood.

Realmente o amor pelas artes e a leveza de espírito eram características comuns entre Richard e Rose. Só não sei se eles chegariam a um acordo sobre preferências políticas. Rose dizia-se republicana e defendia a redução da entrada de estrangeiros no país, pois julgava o sistema de imigração injusto com os cidadãos americanos (eu tinha medo de ouvir sua opinião quanto à separação de crianças das suas famílias na fronteira com o México). Richard, ao menos aos meus olhos, parecia mais alinhado aos ideais democratas.

"Vocês têm o número dele?"

"Sim, temos."

"Então assim que chegarmos em casa vou ligar pra ele."

Rose não se importou com o fato de Richard estar comprometido. Arrisco dizer que foi um atrativo a mais. Ao lado dela no sofá, através do viva voz, eu e André acompanhamos a conversa entre os dois. O telefone chamou três vezes, e então Richard atendeu.

"Alô?"

"Oi! É Richard falando?"

Antes de Richard responder, Rose seguiu a conversa: "Aqui é Rose! Vivo na Flórida e alugo minha propriedade para visitantes, assim como você. Estou aqui com Mariana e André, que passaram uns dias contigo em Santa Fe."

Richard pareceu surpreso pelo tom de voz. Ele não tinha a mesma empolgação de Rose.

"Sim, sim. Eles estiveram aqui. São um ótimo casal."

Rose elogiou nosso comportamento enquanto hóspedes e voltou sua atenção a ele:

"Vi seu perfil no aplicativo e acho que compartilhamos alguns gostos. Sou colecionadora de arte. Amo arte! Suas esculturas são muito originais."

"Ah, muito obrigado", respondeu Richard cerimonioso.

"Sei que em Santa Fe tem muitas galerias de arte. Sou louca pra dar um pulo aí!"

Richard incentivou-a a conhecer a cidade. Ela então passou o telefone pra gente, e saudamos nosso amigo britânico brevemente.

"Como está o tempo aí agora?", Rose retomou a conversa.

"Ainda está um pouco frio, apesar de estarmos em março. E aí?"

"Mais fresco que o habitual – e bastante ventoso. Logo deve melhorar!"

Um breve silêncio instalou-se.

"Bom, você está convidado para nos visitar na Flórida quando quiser! Agora já sabe que tem uma amiga na costa leste."

"Ok. Aprecio sua atenção."

"Tchau! Fique bem!", despediu-se Rose.

"Você também!"

E desligaram o telefone.

Junto com o domingo chegava o encerramento de nosso período em Daytona. O voo da menina francesa aterrissaria à tarde, e era preciso desocupar o quarto para a limpeza. Só que não tínhamos vontade de ir embora – e Rose e Dylan queriam que a gente ficasse. Deixamos nossas malas em um dos cômodos da casa, onde Dylan costumava passar horas conversando com sua namorada pelo computador. Rose levantou a ideia de dormirmos nos sofás da sala e topamos na hora. A diária sairia pela metade do preço.

Acabamos tendo tempo para dar um pulo até Saint Augustine, uma charmosa cidade próxima a Daytona. No meio do caminho, visitamos Emily, a ex-hóspede de Rose, que já havia retornado ao seu apartamento. Ela nos recebeu com um café passado e nos mostrou algumas fotos da família, que se reuniria em julho em Minneapolis para o casamento da filha caçula. Para finalizar, uma *garage sale* com Rose e Dylan – onde compramos um porta-canetas de cerâmica em formato de pelicano, tudo a ver com o local. Proibi André de chegar perto das máquinas fotográficas antigas, pois já não tínhamos espaço em casa para aumentar sua coleção.

O *souvenir* mais precioso de Daytona, por sua vez, foi produzido por Dylan. Além de conversar com a namorada, boa parte do seu dia ele passava colorindo mandalas com canetas hidrográficas. Os desenhos, impressos por Rose, ficavam armazenados em uma pasta preta com divisórias de plástico. Entre as muitas opções existentes no *portfolio*, escolhemos uma folha tamanho A4 com um padrão que parecia flores. Dylan ficou orgulhoso, pois seria seu primeiro trabalho artístico a ser exportado para a América do Sul.

Irradiante, ele nos convidou para uma derradeira partida de *cornhole*. Dessa vez levamos o jogo para frente da casa, pois a iluminação era mais adequada que na varanda dos fundos. Já era tarde da noite. Dylan acendeu os cordões de LED que circundavam os orifícios das pranchas. Nossos olhos brilharam. A cada jogada, o barulho dos saquinhos de milho ecoava pela pacata vizinhança. E continuam a ressoar em ondas concêntricas pelo espaço-tempo até hoje, em nossos corações.

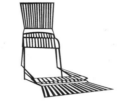

# 12. Miami

25° 46' 31" N 80° 12' 32" O

De Daytona rumamos direto para Miami, a menina dos olhos dos brasileiros. Nosso entusiasmo girava não em torno das praias e da badalação, mas do torneio de tênis que começaria em alguns dias. Gostamos tanto do esporte que desenvolvemos inclusive um vocabulário tenístico próprio, no qual os nomes dos atletas são transformados em palavras. Zverev significa "veremos". Khachanov é igual a "encaixa". Auger Aliassime ("Ojê", em português) vira "hoje é assim". Muguruza e Podoroska são xingamentos sem significado aparente. E Delbonis, numa tradução quase literal, quer dizer "deu boa". "Deurunis", seu antônimo, poderia ser classificado como um neologismo no *ranking* da ATP.

Uma parada em Orlando foi cogitada, apesar de já termos passado pela cidade dois anos antes. Logo André lembrou-se da fotografia na saída da Splash Mountain e acabou desistindo da ideia. O amor pela Física e pelos mecanismos envolvidos não se mostrou suficiente para deixá-lo à vontade com as acelerações do brinquedo.

Em Miami, a hospedagem escolhida ficava no distante subúrbio de Kendall. Havia alguns pontos negativos destacados nos *reviews*, como o tamanho da cafeteira elétrica e a temperatura interna na casa. Contudo, com base nas experiências anteriores, quando uma pessoa se apega a pequenos detalhes é porque, de modo geral, tudo é muito razoável.

Encontramos o local com facilidade, após contornarmos um muro que parecia dividir dois territórios. O conjunto de coqueiros espaçosos e com a ponta das folhas mais altas queimadas pelo sol da Flórida enfeitava a entrada, junto com uma placa de metal em formato de concha. *La Serena* era o nome do condomínio. Ao passar pela cancela, as residências no mesmo tom pastel e aberturas brancas tornavam difícil identificar onde começava uma e terminava a outra. De tempos em tempos, pequenas ondulações no asfalto impediam os condutores de ultrapassar a velocidade permitida.

Seguimos a rua principal até a quadra poliesportiva coberta com telhas galvanizadas, o ponto de referência indicado pelo vigia noturno. A terceira casa à direita seria a nossa. Havia um conversível em frente à garagem e, mesmo já tendo a senha de acesso, preferimos bater na porta. Uma mulher na faixa dos cinquenta anos nos atendeu. Seu cabelo castanho-escuro era volumoso, e uma mecha que vinha da nuca repousava sobre a blusa estampada, disputando espaço com um colar dourado que carregava a figura de Nossa Senhora. Ela nos saudou de maneira educada e nos conduziu até o quarto, onde uma cabeceira estofada com camurça e salpicada de tachas invadia a altura da janela, dificultando sua abertura e a visão da rua. Juntos, o piso de porcelanato polido, os espelhos, o arranjo de flores artificiais e as luminárias em acrílico transmitiam certa frieza, como se um decorador tivesse escolhido as peças para o *showroom* de uma loja. O marido, que assistia televisão jogado no sofá reclinável de três lugares, perguntava lá de longe quantos minutos faltavam para o jantar.

Carmen, Pablo, Sofia e Monica eram os integrantes da casa. O casal havia deixado o Equador na metade dos anos 90, com outros familiares. Estavam legalizados no país, sendo que as duas filhas nasceram na América do Norte. Pablo comandava um serviço de traslado de passageiros entre o aeroporto e a rede hoteleira da cidade, enquanto Carmen comercializava produtos ortopédicos, como tipoia, bota imobilizadora e colar cervical. A primogênita, equatoriana como os pais, já havia tomado seu rumo. Atuava como advogada de uma grande empresa no estado de Ohio. Sofia e Monica, por sua vez, frequentavam a escola em turno integral. Elas constituíam a primeira geração da família a ter acesso ao Ensino Superior.

Na casa, todos pareciam felizes com sua nova pátria. Em conversas esporádicas, Pablo nos contava sobre as mudanças no padrão de vida da família. Não era mais preciso economizar luz ou água e talvez por isso o sistema de ar condicionado ficasse o dia todo ligado. A adolescente Sofia, de dezesseis, mostrava com orgulho sua carteira de motorista, apesar de na semana anterior ter colidido o veículo dos pais a caminho da escola, numa manobra de retorno malsucedida. Pela lei americana, o acesso a bebidas alcoólicas seria só aos vinte e um anos. "Elas crescem achando que tudo é fácil", concluiu com pesar o pai, para então responsabilizar Carmen pelo comportamento das filhas.

Pablo dizia que no interior da sua cabeça coabitavam dois circuitos distintos:

"É simples assim: quando vou pra América do Sul, aciono o *chip* 'Equador'. Quando retorno, tenho que ligar o dos 'Estados Unidos'."

O *chip* Miami, na percepção de Pablo, identificava um território onde as coisas funcionam. Onde se sente seguro, há menos entraves burocráticos e um número maior de oportunidades. Carmen, por sua vez, demonstrava certo saudosismo de sua terra natal, reconhecendo seu papel de forasteira. Não era americana de nascença e, ao mesmo tempo, distanciava-se de suas origens cada vez mais, e era como se vivesse em um limbo entre uma realidade e outra. Ela sorriu com as observações que fiz sobre os hábitos domésticos dos americanos. A presença maciça das lava-louças, as esponjas com dispenser para detergente, os roupeiros embutidos, os micro-ondas com exaustores integrados e a ausência de tanques. Ela então se empolgou ao falar sobre os varais de corda na época do Equador, onde em dias de vento lhe agradava observar a fluidez dos lençóis pendurados entre as árvores do seu quintal, o tecido se contraindo e distendendo em movimentos peristálticos. E disse que ficava brava quando a fronha imaculada era manchada pelos dejetos dos pombos.

Conversávamos o tempo todo na língua inglesa, embora o idioma oficial da casa fosse o espanhol. Surpreendentemente, a teledramaturgia brasileira permitiu uma maior conexão entre nós duas. Carmen costumava acompanhar algumas novelas pelo canal internacional da Globo e recordava-se das histórias.

"Como é mesmo o nome daquela novela que tinha o cigano?"

"*Explode Corazón!*", respondi de imediato, num portunhol enjambrado.

"Isso! Isso mesmo. Eu gostava dessa! Tinha uma outra também que se chamava *O Rei do Gado*. Lembro que as famílias eram rivais."

"Os Mezenga e os Berdinazi!", exclamei orgulhosa.

"Mezenga e Berdinazi. Maravilhoso!"

E seguimos com nosso papo, passando ainda por clássicos como *Terra Nostra*, *Mulheres de Areia*, *A Próxima Vítima* e *Por Amor*. Expliquei a ela que minhas prediletas sempre foram as tramas escritas por Manoel Carlos, com suas protagonistas Helenas, conflitos psicológicos e o cotidiano no microcosmo do Leblon. Eram também as preferidas da sua filha mais velha, Carmen comentou, e nos seus olhos pude perceber a síndrome de um ninho que se esvaziava.

Ficamos quase duas semanas inteiras com a família García. Nesse meio-tempo, diferentes pessoas entraram e saíram do quarto de hóspedes ao lado do nosso. A presença mais marcante foi a de uma moça que se recuperava de uma cirurgia plástica na companhia de uma amiga. Em passos curtos e lentificados, ela saía do quarto apenas para pegar algo na geladeira, atravessando os cômodos de camisola e malha compressora, além de deixar um objeto íntimo de silicone ao lado do porta escova de dentes no banheiro compartilhado. "Não era mais seguro ter ficado no hospital?", perguntei a Carmen e Pablo. André, indignado com a falta de noção alheia, escreveu uma mensagem para que o urinol sumisse dali logo, logo.

Nos períodos de folga do trabalho, Pablo monopolizava o controle remoto, zapeando sem rumo entre programas policiais sensacionalistas e os canais de esporte. Já havia incorporado o gosto por futebol americano e hóquei no gelo, porém sua grande paixão ainda era o nosso futebol, aquele jogado com os pés. Ele era admirador convicto de Romário e Maradona e vibrava toda vez que o Barcelona de Guayaquil entrava em campo. Por respeito ao dono da casa, não mencionamos a goleada aplicada pelo Grêmio em 2017, na semifinal da Libertadores. Pablo achou curioso nosso gosto pelo tênis e perguntou se Federer estaria no torneio.

"Sim, estamos torcendo para conseguir vê-lo. Compramos ingressos de segunda rodada, oitavas de final e quartas de final, assim as chances aumentam", André explicou.

"Fizeram bem. A aposentadoria deve estar próxima. Vi que neste ano os jogos serão no Hard Rock Stadium, não é verdade?"

"Sim, houve uma mudança no local depois de muitos anos."

Pablo parecia estar por dentro do assunto.

"Compreensível. Era tumulto demais em Key Biscayne. O pessoal que mora na ilha pressionou o poder público pro evento sair dali. E nenhuma iguana vai invadir a cancha agora."

Ele também nos passou dicas sobre a balneabilidade das praias do entorno. André mostrava-se preocupado com a concentração de coliformes fecais em South Beach,

## Su casa, mi casa

a faixa de areia mais conhecida de Miami, procurando opções alternativas.

Sem pestanejar, Pablo fez sua indicação:

"Seguinte, rumem a Boca Ratón no final de semana e passem o dia inteiro lá. É um lugar família, com menos gente, e ótimo para tomar banho de mar. Dá pra levar uma cerveja e esquecer da vida."

"Vocês costumam ir lá com frequência?", André perguntou.

"Não tanto, pois é um pouco mais longe. Mas vale a pena. Vocês podem estacionar no South Beach Park. Costuma ter vagas."

E alertou:

"Só separa umas moedas pro pagamento, pois não sei se estão aceitando notas de dinheiro e cartão."

Gostamos da sugestão de Pablo. Ainda no primeiro sábado da estadia, lá fomos nós a Boca Ratón. O nome soava engraçado (ainda mais quando pronunciado pelo equatoriano, com o "erre" bem puxado, que eu tenho dificuldades para imitar) e sujo, como costumam ser esses bichinhos. Também me remetia ao perrengue de Huntsville. De qualquer forma, resolvi confiar.

Fizemos sanduíches de ovos com cenoura e beterraba. Cada vez que nos via preparando alimentos, Pablo exclamava:

"Mas vão durar cem anos esses dois!"

"One apple a day keeps the doctor away" [Uma maçã por dia mantém o médico longe], eu falava para ele em resposta.

Munidos de muita água, livros e comida, do *frisbee* comprado em Flagstaff, de um guarda-sol emprestado por Pablo e de trajes de banho (os quais, após quase três meses de viagem, finalmente foram utilizados), curtimos nosso único dia de praia nos Estados Unidos. "Só um dia de praia?", você pode pensar. Pois é, um só. Assim, não é que eu não goste de praia. O que me irrita um pouco é o calor, a areia grudada no corpo e o filtro solar que me deixa na mão em algum ponto bizarro como a ponta da orelha, o dedinho do pé ou a intersecção entre o fio que sustenta o *top* cortininha e a pele.

Em Miami, a ideia era visitar alguns pontos turísticos da cidade, como South Point Park (indico o pôr do sol, lindo), Española Way, Lincoln Road, Wynwood Walls, Design District e Venetian Pool, no cênico bairro de Coral Gables. De bicicleta passamos pela Ocean Drive e Venetian Causeway Bridge, uma ponte que conecta com muito charme o centro de Miami à ilha de South Beach. Entre uma atração e outra, uma passada na borracharia (primeiro pneu furado, após andarmos quase um terço da circunferência terrestre) e uma meia dúzia de visitas a Home Depot, loja especializada em materiais e produtos de construção.

Era preciso dar um jeito de embrulhar as bicicletas decentemente, caso contrário chegariam no Brasil aos frangalhos. As embalagens com alças que utilizávamos até então sucumbiriam após um voo transcontinental. André arquitetou o plano perfeito. Na sua cabeça, o ideal seria conseguir fazer um molde no formato das bicicletas fechadas, utilizando uma espuma expansiva de poliuretano, tipo aquelas usadas em marcenaria. "Aí poderíamos reutilizar em outras viagens", ele me olhou com cara de quem sabia o que estava falando. Nas condições daquele momento, após pensar e analisar os materiais disponíveis, optou-se por papelão, cantoneiras de isopor, plástico-bolha e muita – mas muita – fita adesiva. Pablo e Carmen permitiram que fizéssemos o serviço na área externa da casa, e levamos um dia inteiro de trabalho para dar conta do empacotamento artesanal. O objetivo era que as bicicletas, depois de enroladas, ainda coubessem nas duas sacolas de tecido, ficando dentro das dimensões aceitáveis pela companhia aérea.

Já estávamos no fim de março. O equinócio de primavera chegava na Flórida, junto com os estudantes em período de recesso escolar. No Rio Grande do Sul, a paisagem logo se transformaria com o tom vermelho dos plátanos e nós também já não seríamos os mesmos.

Nova moradia, nova cidade, ainda que Tapera fosse uma velha conhecida minha. Algumas adaptações necessárias, antigas memórias.

Estariam os ovos de Páscoa junto ao forro dos supermercados?

A bota de Vicky me olhava de canto, mas não havia mais espaço para nada. Apenas pensamentos fortuitos, que ainda teimavam em entrar na mala. Amanhã era dia de torneio, de migrar para um hotel da cidade e, acima de tudo, de abraçar quem eu tinha saudade.

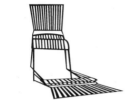

31° 14' 14" S, 51° 2' 2" O

# 13. Tapera

Dois anos se passaram. E continuamos a vivenciar nossa viagem no dia a dia, em pequenas inserções cotidianas.

O avocado entrou em definitivo na lista de compras, assim como o óleo de gergelim tostado que Lisa nos fez provar.

De par de vaso, saímos faceiros com as camisetas do Sound City estúdio.

Toda sexta-feira, a fornada de pão artesanal produzida pelo André é levada até a mesa na tábua de madeira confeccionada por Richard, e as idas à fruteira são acompanhadas pela sacola retornável do museu de Three Rivers.

Assim como em Flagstaff, a compostagem virou um hábito e a porta de entrada da nossa casa foi pintada em uma tonalidade vibrante.

Em noites de temperatura amena, ouvimos artistas de Austin, Memphis e Nashville no toca-discos, às vezes observando as estrelas e em outras jogando cartas.

Ao lado do computador no qual este livro é escrito, minhas canetas são abraçadas pelo pelicano de cerâmica comprado em Daytona.

O *cornhole* mostrou-se um sucesso entre a família e amigos, e já existem encomendas para novas pranchas.

Na garagem, as bicicletas dobráveis estão sempre prontas para nos levar a qualquer lugar. E permanecem chamando a atenção dos transeuntes.

Até onde sei, Vicky segue vestindo pijamas divertidos nos finais de ano (e já está pensando na atriz que fará seu papel caso este livro venha a se tornar um filme), Donald e Cynthia curtem uma vida ensolarada no Havaí, Nancy interrompeu momentaneamente as aglomerações na varanda devido à pandemia, Peter tornou-se um corretor de imóveis bem-sucedido e, pelas redes sociais, Rose faz oposição ao presidente eleito nas últimas eleições americanas.

Às vezes fico pensando se faria tudo novamente. E não tenho dúvidas que sim. Bem do jeitinho que foi. Uma viagem com seus pontos fortes, incertezas e frustrações. Tenho vontade inclusive de repetir a fórmula em outros cenários, talvez no norte dos Estados Unidos. Afinal de contas, faltam trinta e oito estados para completarmos o quebra-cabeça. Quem sabe até lá não seremos três? Ou talvez quatro?

Sou privilegiada por ter vivenciado essa experiência antropológica. No fundo somos todos parecidos enquanto seres humanos. Na essência, nas emoções e principalmente nas fragilidades. Se só existimos sob o olhar de outras pessoas, dizem que as histórias tomam vida quando contadas para alguém. Se você chegou até esta frase, é sinal que deu certo. Obrigada por me acompanhar nesta jornada.

# Dicas

## Para as malas

Identifique as bagagens e não esqueça dos cadeados. Itens pequenos como brincos, correntes e óculos de sol devem ser colocados no fundo da mala, pois são os primeiros a serem levados em casos de furto no próprio aeroporto. Em trajetos internacionais, despache os objetos pontiagudos e os frascos com mais de 100 mililitros.

Se for preciso, confira dez vezes a exigência ou não de visto e a data de validade do passaporte (uma cópia também pode ser útil em caso de perda do documento).

Não invista suas economias nas malas. Todas elas serão jogadas na esteira do aeroporto do mesmo jeito truculento.

Tenha em mãos a máscara tapa olho, o protetor auricular, o travesseiro de pescoço, o baralho, o adaptador de tomada universal e algum remedinho para ajudar a dormir.

## Para os voos

Viajar em datas como Páscoa, Natal e Ano-Novo pode sair mais em conta.
Pesquise diferentes aeroportos na mesma cidade.
Dê atenção ao comissário de bordo, mesmo já sendo passageiro frequente.
Alongue-se.
Leve um casaquinho. É sempre mais frio lá em cima.
Na última fileira, a poltrona não reclina.
Sorria para o passageiro ao lado apenas se estiver a fim de papo.
Programe-se para ir ao banheiro. Nos últimos trinta minutos de voo, costuma ter filas.
Em hipótese alguma levante antes do permitido. Com alguns segundos de diferença, todos vão sair da aeronave.

## Para a hospedagem

A opinião dos outros hóspedes é importante e de modo geral é um reflexo fiel da qualidade do local. Não tenha preguiça de ler os comentários.
Não se apegue a pequenos detalhes. Nada neste mundo é perfeito.
Foque nas suas prioridades, seja o tamanho da cama, a qualidade do *wi-fi* ou uma vaga de garagem.
Pesquise a localização – se há supermercados, restaurantes e transporte público por perto.
Se não houver imagens dos banheiros, desconfie.

Fuja daqueles anúncios cujas fotos principais são os pontos turísticos da cidade.

Caso chegar antes do horário do *check in* ou no período da noite, avise seu anfitrião com antecedência.

Nos motéis, peça para ver o quarto antes de fechar negócio.

**Para as fotos**

Deixe o pau de *selfie* em casa.

Siga as noivas que encontrar pelo caminho.

Resista à ideia de tirar fotos contra o sol ou no horário do meio-dia.

Muito cuidado com objetos e pessoas em segundo plano.

Além de salvar o casamento, uma banana pode ajudar a fixar o celular em um muro ou no galho de uma árvore.

Não corte os pés em uma foto de corpo inteiro.

Pode ser o pôr do sol mais lindo da vida, mas na imagem não vai ficar parecido.

Mesmo que não haja limite de fotos, pare e pense antes dos cliques.

Observe as pessoas ao seu redor. Quem coloca o dedo no *flash* não é um bom candidato para tirar uma foto sua.

Não se engane pelas aparências. Máquina raçuda no pescoço não é sinônimo de boas fotos.

Se quiser que tirem uma foto sua, se antecipe e ofereça a gentileza primeiro.

Não há filtro que salve fotos mal enquadradas.

Parcimônia na hora das postagens. Uma enxurrada de fotos cansa até mesmo o familiar mais próximo.

Fotografar com a retina continua sendo a melhor pedida.

# Lugares

- **Capítulo 2 - Los Angeles**
Calçada da Fama
Dolby Theatre
Letreiro de Hollywood
Píer de Santa Monica
Rodeo Drive
Sunset Boulevard
Chateau Marmont
Largo at the Coronet
Venice Beach – Calçadão, canais e Abbot Kinney Boulevard
Warner Bros. Studio
The Original Farmers Market
Observatório Griffith
Getty Center
Silver Lake
Walt Disney Concert Hall

Staples Center
Randy's Donuts
In-N-Out Burger 9149 S Sepulveda Boulevard
7-Eleven
Trader Joe's
The Container Store
Casbah (San Diego)

- **Para uma próxima**
Los Angeles County Museum of Art – LACMA
Getty Villa

- **Capítulo 3 - Three Rivers**
Sound City Studio (Los Angeles)
606 Studio (Los Angeles)
Sequoia National Park
Three Rivers Historical Museum
Three Rivers Brewing Co

- **Capítulo 4 - Flagstaff**
Red Dog Saloon (Needles, California)
Oatman, Arizona
Sportsmans Club (Kingman, Arizona)
Cratera de Barringer (Winslow, Arizona)
Sedona, Arizona
Centro histórico de Flagstaff
Recreational Equipment Inc. – REI

- **Para uma próxima**
Observatório Lowell

- **Capítulo 5 - Santa Fe**
Grand Canyon borda sul
Horseshoe Bend (Page, Arizona)
Monument Valley Navajo Tribal Park (Utah)
Canyon Road
Santa Fe Plaza
La Plazuela
Taos, New Mexico
Ponte do desfiladeiro do Rio Grande
Taos Mesa Brewery

- **Para uma próxima**
Taos Pueblo
Capela de Loretto
Georgia O'Keeffe Museum
New Mexico Museum of Art
New Mexico History Museum
Museum of International Folk Art
Day SPA nas montanhas


- **Capítulo 6 - Austin**
Twisters (Albuquerque, New Mexico)
Mister Car Wash (Albuquerque, New Mexico)
Billy the Kid Museum (Fort Sumner, Texas)
D & J's Good Ole Days Antique Store (Brady, Texas)
Biblioteca pública
Barton Springs
Capitólio do Estado do Texas
South Congress Avenue

Zilker Park
6th Street
Castle Hills
Waterloo Records
Elephant Room
Franklin Barbecue
Cooper's BBQ

- **Para uma próxima**
Observação dos morcegos
*Campus* da Universidade do Texas

- **Capítulo 7 - New Orleans**
Canal Street
Garden District
Magazine Street
French Quarter
Bourbon Street
City Park
Igreja de São Luís – Praça Jackson
Smoothie King Center
New Orleans Jazz Museum
Fritzel's
Evergreen Plantation
Jean Lafitte National Historical Park and Preserve
Cafe du Monde
Aunt Sally's
Betsy's Pancake House
Brennan's

- **Para uma próxima**
Preservation Hall
New Orleans Museum of Art
Excursão a pé pelos cemitérios

- **Capítulo 8 - Memphis**
Museu B.B. King (Indianola, Mississippi)
The Crossroads (Clarcksdale, Mississippi)
Cat Head Delta Blues & Folk Art (Clarcksdale, Mississippi)
Ground Zero Blues Club (Clarcksdale, Mississippi)
Beale Street
Orpheum Theatre
Graceland
Sun Studio

- **Para uma próxima**
Museu Nacional dos Direitos Civis
Stax Museum

- **Capítulo 9 - Nashville**
Broadway Street
Distrito Music Row (RCA; Ocean Way Studio)
Third Man Record Store
Riverfront Park

- **Para uma próxima**
Country Music Hall of Fame and Museum
Johnny Cash Museum
Centennial Park

- **Capítulo 10 - Huntsville**
U.S. Space & Rocket Center
Big Springs Park
The Bottle
Campus 805

- **Para uma próxima**
Lowe Mills Art & Entertainment

- **Capítulo 11 - Daytona**
Charleston, Carolina do Sul
Savannah, Georgia
Saint Augustine, Florida
Ponce Inlet

- **Capítulo 12 - Miami**
Boca Ratón
South Point Park
Ocean Drive
Venetian Causeway Bridge
Española Way
Lincoln Road
Wynwood Walls
Design District
Venetian Pool
Home Depot
Sawgrass Mills Outlet

- **Para uma próxima**
Pérez Art Museum
Museum of Contemporary Art

# Agradecimentos

Primeiramente agradeço aos meus pais, Arlindo e Inês, por desde pequena me introduzirem na arte de viajar (à minha mãe, em especial, pela leitura atenta dos originais). Ao André, o melhor companheiro de aventuras que eu poderia ter e que de certa forma é coautor deste livro. À minha irmã Desirê e a todos os amigos e familiares que desde o início me incentivaram neste projeto, seja através de palavras carinhosas, questionamentos, sugestões e momentos de escuta. À Lu Thomé, pelos ensinamentos, críticas construtivas e apoio constante. E, é claro, a todos os anfitriões que abriram suas casas para nos receber.

Muito obrigada.